怎样成为一名好中医2

——医门跋涉 收获满满

ZENYANG CHENGWEI YIMING HAO ZHONGYI 2

主　编　单鹏翼

副主编　夏曙光　刘艳莉

编　委　（以姓氏笔画为序）

王金勇　王献峰　田　鹏　朱树明

任瑞才　宫　伟　贾春志　韩振轩

中国科学技术出版社

北　京

图书在版编目（CIP）数据

怎样成为一名好中医2/单鹏翼主编. ‐‐北京：中国科学技术出版社，2017.2
ISBN　978‐7‐5046‐7367‐1

Ⅰ.①怎… Ⅱ.①单… Ⅲ.①中医临床—经验—中国–现代 Ⅳ.①R249.7

中国版本图书馆CIP数据核字（2016）第309066号

策划编辑	崔晓荣　焦健姿
责任编辑	王久红
装帧设计	长天印艺
责任校对	龚利霞
责任印制	马宇晨

出　　版	中国科学技术出版社
发　　行	科学普及出版社发行部
地　　址	北京市海淀区中关村南大街16号
邮　　编	100081
发行电话	010‐62103130
传　　真	010‐62179148
网　　址	http://www.cspbooks.com.cn

开　　本	720mm×1000mm　1/16
字　　数	194千字
印　　张	12
版　　次	2017年2月第1版
印　　次	2017年2月第1次印刷
印　　数	0001–4500
印　　刷	北京威远印刷有限公司
书　　号	ISBN 978‐7‐5046‐7367‐1/R·1960
定　　价	26.00元

内容提要

本书共 5 章。主要讲述了近代中医火神派的理论渊源以及在临床中的应用，笔者自拟益气宁心汤治疗各种心律失常的经验，医话篇记述笔者临床治疗一些疾病的见解、对治疗临床少见的特殊病案的总结和常见中医妇科治疗的经验，最后附有笔者学术研讨会的个人收获。本书内容系统，理论联系实际，可读性强，适合中医临床医师、中医院校学生及中医爱好者阅读。

序 言

　　鹏翼，吾之友也，人如其名，胸怀宽广，志向高远。聪而好学，敏而善思，勤于临床，敢于创新。喜读先贤之著作，爱悟临床之疑难，强执业之能，救垂危之症。中西医均能融会贯通，虽毕业于高等学府，怀活人之绝技，却避城市之喧嚣，趋乡村之僻壤。只为服务于乡邻，受益于百姓，展中医之良术，诚大医之精诚也。

　　每日求医者络绎不绝，声名远播京津、内蒙古、东北等地。善起沉疴危重之候，易解疑难不治之疾。深得同仁赞许，广受群众拥戴。尤其是能在百忙之中，著书立说，留片语于后世，以解后学之不明。常载临证之验案，以启学生之困惑。

　　2014年成书《怎样成为一名好中医——从酷爱中医到一方名医》后，奋而疾笔，再成《怎样成为一名好中医2——医门跋涉　收获满满》。观其梗概，详阅其文，实为一本不可多得的医学奇书！虽不能说立百世之不朽，大可创今日之奇效，解临床之困惑，为现代中青年医者之楷模。

　　故乐而作序，推而广之，惠以大众，聚而学之，若多与君同勉，何愁中医大业不兴！

河北省中医院院长、党委副书记

前　言

中医学是独具中国特色的、富有悠久历史文化底蕴的瑰宝，是亿万华夏子孙医学智慧的结晶，为人类的健康事业做出了重要的贡献，是我们民族的骄傲！中医学有丰富的理论内涵和超凡的临床疗效。近年来，现代科技与传统中医的结合为中医的生命注入了新鲜的血液，使中医理论更臻于完善和实用，因此，人们普遍认为中医学在世界医学史上是卓有建树的医学。

自汉代张仲景之后，中医门派可谓"百花齐放、百家争鸣"，而门派之争在所难免，这使得中医理论各自独立，难成一体。但正是在众多中医门派纷争中，中医理论才逐渐完善和成熟。名噪一时的中医"火神派"也是在这个环境中逐步建立和成熟起来的。现在热衷于"火神派"的研究和运用的中医学者们也如雨后春笋一般。笔者近几年应用"火神派"理论对"心力衰竭""肾病综合征""结缔组织病""红斑狼疮""皮肌炎""类风湿关节炎""进行性肌营养不良"等免疫性缺陷性疾病的治疗收到了一些意想不到的疗效。中医学认为这些都和元阳不足、命门火衰有关，所以"火神派"的应用对这些难治性疾病的治疗是有效果的。笔者在本书中列举了一些实际病例供大家参考。

"益气宁心汤"是笔者多年来治疗心律失常的良方，对心律失常有满意的疗效。还有一些临床少见或者罕见的疑难病例，通过笔者治疗也取得很好效果。看见那么多用药好转而露出开心笑容的患者，笔者决定将这些药方与大家分享。

近两个世纪来，现代医学以其见效迅速和科学便捷在我国的医疗市场中成为主流。新中国成立后，我国政府对中医高度重视，并采取了一些行之有效的措施，才使中医事业的发展步入正轨。但是在临床中会发现，对于一些棘手疾病的治疗，中医也很难取得好的疗效。怎样才能提高中医的治疗效果呢？怎样才能成为一名大家认可的好中医师呢？我们必须扎实地学好古典中医理论，要有开明的思想、吃苦耐劳的精神，要勇挑重担，敢于挑战疑难病症和危急险症，掌握现代化的中医中药新科技，学习药理学、病理学、生理学、生化学、统计学等新知识和新理论。只有中西医理论和实践互相弥补，互相促进，才能赋予中医新的生命力。

中医是一门"易学而难精"的学问，那些为中医事业奉献一生的中医大家们，在中医事业的发展中贡献了自己的力量。我们这一代中医人，必须有所创举，才能在中医的历史舞台上演绎我们的中医人生。随着祖国的繁荣昌盛，中医事业也会焕发出夺人的光彩！会有更旺盛的生命力！我们要不断地跋涉在中医学发展的道路上，为中医的振兴做出应有的贡献！

单鹏翼

目　录

第1章
火神派理论临床应用简析

　　本章主要讲述近代中医火神派的理论和临床应用，尤其是对火神派的主药附子、乌头、细辛等的合理使用，更为清晰地告诉读者如何规避风险，提高疗效，并列举了一些切实有效的病例作为佐证，笔者没有太高深的火神派理论基础，在此只是管窥己见，和同仁们共同学习，以提高中医在临床中的影响力和感召力。

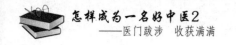

一、火神派概述

火神派渊源：刘止唐授业郑寿全和颜龙臣，郑寿全传火神理论于卢铸之，卢氏一脉其传承关系为卢铸之—卢永定—卢崇汉，后卢氏传于彭重善。再后来，习有大成对后世影响较大的当属山西名医李可老师。郑寿全著书《医理真传》《医法圆通》《伤寒恒论》而誉满天下，并被尊为火神派鼻祖。颜龙臣因未有著述，所以世人知其者甚少，只是从他的学生处了解到，他也是一个当时很出名的医学大家。所以，我们要想真正为中医学做贡献，还是要留给世人一些东西才行。

火神派是由清末四川名医郑寿全创立。郑寿全，四川邛崃人，著作有《医理真传》《医法圆通》《伤寒恒论》。清同治年间，在成都开创了"火神派"，誉满全川，《邛崃县志》称其为"火神派首领"。以善用附子、单刀直入、拨乱反正著称，"人咸目予为姜附先生"，实乃医林一代雄杰。郑寿全出自成都名医刘止唐门下，善用附子、干姜起大证、重证，惊世骇俗，在全国独树一帜，而且还不断发扬光大，历百余年而不衰。

火神派又称扶阳学派，是清末新崛起的一支中医门派。该门派虽属小门派，但其发展势头强劲，如异军突起，迅速占领了中医理论的一席之地，为中医界开创了又一片新天地。现将其门派崛起做一简介。

清末光绪年间，成都府知府朱大人的夫人患吐血病，已经一年多，医药无效，成都府属16个州、县，纷纷推荐当地名医来为夫人治病。他们或认为夫人的病是血热妄行，或认为是阴虚火旺，逼血外溢，无论是阳热还是阴虚都以凉润之药予之，结果越治越坏，病情日趋严重，甚至有性命之忧。百般无奈，经人推荐，请名医郑寿全来府诊视。当日郑寿全诊见夫人面容苍白，虽是夏至季节，床上还铺着皮毡，盖着丝棉大被，显得十分怕冷，舌质淡红，苔白腻。诊毕，郑寿全处方：制附片四两，炮干姜四两，炙甘草二两。朱知府看方后竟瞠目结舌，药物俱是大辛大热之品且量大超常，治此等吐血重症，焉有不惊之理。孰料，药后，病人自觉周身凉爽，胸口舒畅，吐血竟然止住，而且吃了两小碗稀粥。病人坦途，由此而愈。此方干姜附子都是大辛大热之药，而当时都有血症不可用热药的规矩，朱知府也不知何意，但先生既然敢用就有他的道理，为表谢意，特赠郑寿全金匾一块，上书"医宗仲景"四字。

以上摘录无非是让大家在欣赏这个神奇的中医病案的同时而重视"火神派"的学术思想和重新认识附子、干姜等火神派的代表药物。笔者在前几年接触过火神派的方子，因为当时看到这些理论很多都有悖于中医理论，且超出中医理法方药的范围，甚至感觉这是在背叛中医，混淆视听；尤其在接触了现代名医李可的理论后，看到其用药别出心裁，附子、川乌、细辛等的剂量大于正常数倍甚至上百倍。笔者有很长一段时间不再涉足或者说是在排斥火神派，及至最近几年，重新接触了李可的著作后，才感觉自己真正地无知；仔细阅读品味该学术思想并小心地试用于临床后，没有想到其疗效竟然如此神奇！

在此也顺便说一下，即使火神派再怎么神奇，也有它的弊病和缺陷，后学者们不要以为它是中医界的至高理论。因为，再高深的理论也有其不足，一定要审慎地看待它，不要全盘否定和全部接受。笔者认为，火神派就如武林中的一个派别，得到它的理论，就如同练就了一门武功，使你在临床中有了更广泛的视野，更能从一个侧面去分析病情，从而打开了治病诊疾的又一思路。

另外，必须说一下，关于川乌、附子、草乌以及细辛等峻猛之药的剂量是颇有争议的。药典规定是不许大量应用的，可是在临床治疗中有时常规的剂量无法解决问题。在临床用乌头、附子之类的药物时，一定要反复和患者及其家属讲清楚，用这个药是有一定危险性的，但是这个病用常规的剂量没什么好的效果；如果不用这么大的剂量是无法达到预期效果的。所以，处方里有这些药的时候，一定要反复叮嘱其必须按医生说的方法去煎药，去减毒。笔者就遇到过很多这样的患者，明明方子开得没问题，就是服药后会有反应，经过询问，还是没弄懂到底怎么来煎这个药！所以必须不怕麻烦，让患者知道到底如何来煎这个药。笔者在临床中体会，青壮年应用附子用量宜小，因为他们身体内的阳刚之气盛，量大会伤正。中医就是以偏治偏，年轻人的身体阳气尚足，使用附子等温阳壮阳的药物一定要考虑这一点，防止阳气过盛而为患。老年人应用附子时用量反而应该加大，也是因为他们体内的阳气亏损，量大反而能助阳扶正。当然也要根据病情用药，年轻如果阳气过于虚弱量也要加大。临床中看到青年人服用附子后大多数会有恶心、呕吐等胃肠道反应的相对较多，老年人则会引起头晕、昏蒙、心烦或心律失常等重要器官的不适症状。下文中是笔者在临床中遇到的实际病例，仅供参考。

首先看一下破格救心汤的组成。附子的成分主要是单酯类生物碱，这是剧毒，是要命的。但是单酯类生物碱怕水，更怕热水，遇热水则变成双酯类生物碱，对人体的毒性明显减轻。方剂组成：附子30～100～200g，干姜60g，炙甘草60g，高丽参（另煎浓汁兑付）10～30g，山茱萸60～120g，生龙骨、牡蛎粉各30g，麝香（分次冲服）0.5g，病势缓者加冷水2000ml，文火煮取1000ml，5次分服，2小时一次，日夜连服1～2剂。病危急者，开水武火急煎，随煎、随喝，或鼻饲给药，24小时内，不分昼夜频频喂服1～3剂。这个方子是李可老师凝聚了一生心血的伟大创举，是中医界的传奇。该方在临床中使用正确有起死回生的效果。

临床上应用的附子一定是制附子，川乌、草乌也一定是制过的，附子就必须先煎、久煎。还要加双倍量的炙甘草，煎煮时间一定要准确，剂量大时就要加蜂蜜同煎。当然，如果使用破格救心汤时，即使是炙甘草用到60g也完全可以佐治附子之毒。因为这个时候病情是三阴重症，甘草量大反而阻遏阳气伸展。加防风、黑小豆更能防止附子之毒。细辛，古有"细辛不过钱"之说，并对后人影响极深，甚至是根深蒂固。即使火神派说细辛可以大量使用，也有大多数人不敢越雷池半步。笔者在临床时，用量上感觉还是可以加大的，但是现在中药化学表明，细辛地上的药用部分含有乳酸成分，是肝毒性药物，所以笔者认为剂量不可超大，可适度增加，但是一定要有根据。这个根据就是对症。在治疗老年性尿道炎、肾盂肾炎尿大量隐血时，笔者曾经用到过30g。据报道说还有人用过90g，而且是一次的量。笔者认为剂量可以在某些情况下加大但不主张久服，应用时也要用石膏、金银花、炙甘草等加以佐治。在应用麻黄时，笔者感觉平时的10g很难让一般患者出汗，真正出汗的剂量，少于40g真不行。炙甘草的剂量伸缩性太大了，少了可以只用几克，多了可以用到上百克，笔者在治疗心房颤动时就用过100g，这对于心房颤动是很有效果的。

一、辨证运用火神派理论治疗心力衰竭的经验

心力衰竭是指心脏的循环功能衰竭的一种严重危害生命的病理状态，有急性和慢性之分。

（一）急性心力衰竭

根据心脏排血功能减退的程度，速度和持续时间的不同，以及代偿功能的差别有下列四种不同表现：①昏厥；②休克；③急性肺水肿；④心脏骤停。这四种临床表现都是危及生命的、非常凶险和可怕的。昏厥是因为心脏泵血功能

衰竭，人体的循环系统瘫痪，大脑严重缺血、缺氧，最后导致脑水肿或脑疝而令人死亡。休克也是心源性休克，抢救方法不得当就会引起心脏骤停甚至心跳停搏。急性肺水肿多数是因为大量输注液体或急性过敏性休克等引起的呼吸系统急症。最终结局也是呼吸、循环两个人体最重要的系统衰竭而死。西医大概都用以下几种抢救方法，年轻的医生一定要记住这些方法不是逐一完成的，不是先做第一再做第二的，而是虽有主次之分，但是几乎同步完成甚至是一蹴而就的。

治疗方法：①镇静；②吸氧；③减少静脉回流；④利尿；⑤血管扩张药；⑥强心药；⑦氨茶碱；⑧糖皮质激素；⑨原有疾病和诱发因素治疗。

急性心力衰竭病势凶险，处理不当极易引起死亡，在使用破格救心汤时要急用急煎，随煎随服，还要用大剂量的破格救心汤。在临床抢救急性心力衰竭的病人时，当然是西医的方法比较直接和快捷，所以在临床中如果条件成熟，一定要先以西医急救的方法对患者进行抢救，以使患者安全地度过危险阶段。当病人脱离生命危险后如果不注意后续治疗，往往会前功尽弃。在后续的稳定心力衰竭病情中，这个破格救心汤就会发挥其无与伦比的威力和疗效。

（二）慢性心力衰竭

1. 左心衰竭

（1）呼吸困难：是左心衰竭的最早和最常见的症状，主要包括劳力性呼吸困难，端坐呼吸和夜间阵发性呼吸困难，主要由于急性或慢性肺瘀血和肺活量减低所引起，阵发性夜间呼吸困难是左心衰竭的一种表现，病人常在熟睡中憋醒，有窒息感，被迫坐起，咳嗽频繁，出现严重的呼吸困难。

（2）咳嗽，咳痰，咯血：是肺泡和支气管黏膜淤血所致，开始常于夜间发生，坐位或立位时咳嗽可减轻，白色浆液性泡沫状痰为其特点，若支气管黏膜下形成的扩张的血管破裂，则可引起大咯血。

（3）其他：可有疲乏无力，失眠，心悸，少尿及肾功能损害症状等。

2. 右心衰竭

（1）上腹部胀满：是右心衰竭较早的症状，常伴有食欲不振，恶心，呕吐及上腹部胀痛。

（2）颈静脉怒张：是右心衰竭的一个较明显征象。

（3）水肿：心力衰竭性水肿多先见于下肢，呈凹陷性水肿，重症者可波及全身，下肢水肿多于傍晚出现或加重，休息一夜后可减轻或消失。

（4）紫绀：右心衰竭者多有不同程度的紫绀。

（5）神经系统症状：可有神经过敏，失眠，嗜睡等症状。

（6）心脏体征：主要为原有心脏病表现。

3. 全心衰竭　右心衰竭继发于左心衰而形成全心衰竭，当右心衰竭出现之后，右心排血量减少，因此阵发性呼吸困难等肺淤血症状反而有所减轻，扩张型心肌病等表现为左右心室同时衰竭者，肺淤血征往往不很严重，左心衰竭的表现主要为心排血量减少的相关症状和体征。

临床中应用破格救心汤治疗心力衰竭时一定要提前告诉患者使用中药的必要性和优势，让患者及家属从内心里接受并配合，这样才不会被动。笔者在近几年使用李可老师的破格救心汤救治急慢性心力衰竭几十例，感觉这不单单是有效无效的问题，而是医学界上的突破，尤其是中医界的突破。在临床中有很多心力衰竭患者，即使是按照破格救心汤的方法用药，也不是百分百就能把患者救过来，我们还要面对现实不要以为用了破格救心汤，用了大剂量的附子、干姜这个病人就高枕无忧了，还是要向患者说清楚，这个病已经相当危险了，随时会出现意想不到的后果，甚至会突然去世，以使其有思想准备。下面介绍几个典型病例供大家参考。

病案举例一

李某　女　74岁　2012年2月10日因心力衰竭而入院。刻诊：患者由家人左右搀扶步入诊室，面部黧黑，双眼睑高度水肿，目不能睁，唇部发绀，说话有气无力，动则喘甚，面部细密汗珠，舌青紫淡胖，有瘀斑，舌苔花剥不全，双侧颈动脉搏动节律明显不齐，颈静脉怒张，胸廓呈桶状，三凹征明显，咳吐大量白色泡沫痰，听诊双肺满肺湿啰音伴有哮鸣音，心房颤动明显，腹部和双下肢高度水肿，双足冰冷色青紫，结代脉，初步诊断属于左心衰。应立即住院治疗，遂安排住院，西药用输液药：5%葡萄糖150ml、毛花苷C 0.3mg（入壶）、呋塞米20mg（入壶）、多索茶碱0.3g，0.9%盐水150ml，头孢三嗪3.0g静脉点滴，速度控制在30滴/分钟，给予低流量吸氧。用药1天后，症状没有明显好转，并与入院第二天早上6点时出现昏迷，呼之不应，面部死灰色，四肢冰冷，末端发绀水肿，遗尿在床，脉搏摸不到，血压测不到，压迫双侧眶上神经有疼痛反应但不明显，属于昏迷状态，查血糖4.0mmol/L，听诊心音低钝，心率49次/分钟，心律缓慢而严重不齐，双侧瞳孔缩小，潮式呼吸，这是病情加重并且有相当危险的情况，随时有生命危险！立即皮下注射肾上腺素1mg，建立静脉通道，5%葡萄糖500ml加氯化钾10ml、碳酸氢钠50ml、654-2 10mg（入壶）、地塞米松15mg（入壶），高流量吸氧，同时用三棱针重刺十宣、素髎、人中、涌泉几个穴道并挤出血，患者有躲闪但是脸上没有痛苦表情。大约10分钟后患者能睁开眼，环顾四周，并能简单地回答问题，精神状态不是很好，心率70次/分钟，并出现心律失常，测血压70/45mmHg。第二组：5%葡萄糖150ml、尼可刹米0.375mg、洛贝林3mg。第三组：5%葡萄糖100ml、去乙酰毛花苷C 0.4mg（入壶）、呋塞米20mg（入壶）。第四组：5%葡萄糖100ml、多巴胺20mg。到上午10点左右输完液后患者情况有所好转，发绀减轻，可以简单对话，但是思维简单，反应迟钝，神志欠清，测血压140/95mmHg，四肢仍然冰冷，如果配合中药治疗效果会不会好一些呢？这时，想到了李可老先生的破格救心汤，就和患者家属提议应用中药治疗，征得同意后，开了3剂中药。因为第一次应用，也就使用了小量的破格救心汤。

辨证：心阳暴衰，阴寒内盛。

治法：破阴回阳，回阳救逆。

处方：附子30g（先煎），干姜50g，炙甘草60g，人参30g，山茱萸50g，龙骨50g，牡蛎30g，沉香4g，茯苓45g，五味子20g，麻黄10g，细辛10g，水煎急服，附子先煎2小时，煎时加蜂蜜50ml，煎好后自中午12时开始服药到下午6时服完1剂。

服药1剂后，效果确实很好，患者可坐起并能和家人交谈，并能进食一些稀粥。2天连续服药3剂，听诊肺内啰音消失，心音高亢有力，心律规整，偶见期前收缩较前大有好转，心力衰竭几乎纠正了。在服中药同时给予消炎止咳平喘等方法治疗，这次住院一共7天就出院了。而且患者平时睡眠非常不好，每晚必须口服氯丙嗪5片才能睡上1~2小时，现在不用服催眠药即能入睡，还可以一直睡到天亮。说话声音也大了，食欲也很好，走路很有力量，精神状态超好。一直到5个月后的一天，该患者才因为感冒又来我院治疗，询问其情况一直不错。这么好的疗效确实超出我自己的想象，也印证了扶助阳气在治病中的重要作用，所以，我一定要更加关注这个理论，让其发挥更好的疗效，还要积极地宣扬它，让它能为更多的人所了解和掌握。

解析：此患者由于心阳严重不足，致使心脏功能严重受损甚至衰竭。心脏功能衰竭后血液循环严重障碍，生理功能衰减。阳气受损则阴寒内盛，阳气受阻气血不运，气血不运则阴阳格拒甚至亡失而使生命终结。方中附子补火助阳，回阳救逆，温通全身血气而使生命之火重燃。干姜最能温暖肺肾两脏温化寒痰，开淤散结，给阳气开路直达周身各处；山茱萸收敛元气，固涩滑脱，并能流通气血；龙骨、牡蛎固肾涩精；沉香温肾纳气，固气平喘；炙甘草除了解附子之毒外，尚可缓急解痉，使气道畅通；人参大补元气提升心脏元气，附子温壮元阳，解下焦阴寒重重，二者一上一下共同开通全身阳气恢复机体功能；茯苓化痰健脾；五味子收敛肺气；麻黄、细辛解散肌表之寒气，如此人体从内到外均被阳气温循则生命之火必能重新燃起。

论述：每个医生从医一世，均有其独到的理论心得和用药经验，有其受用一生或赖以成名的手段。其突出者，总结成册，流芳百世。即使一般的也能养家糊口，造福一方百姓。扶阳派的代表人物李可老先生的破格救心汤，实为李老师的一大创举，中医学界的一大贡献，是老年人健康问题的一个福音。但必须辨证准确，方为救世之佳品，扶危之神器。尤其是如此大量应用附子！而后习医者，往往辨证不准也妄投大剂量附子，可谓不得其用药之旨，临床应用非但无效反而伤人！他在书上有这样一段话很有意义。现摘录如下："以这样的轻量，要救生死于顷刻，诚为难也。""当心衰重危，病人全身功能衰竭，五脏六腑表里三焦已被重重阴寒所困，生死存亡系于一发之际，阳回则生，阳亡则死。非破格重用附子纯阳之品，大辛大热之性，雷霆万钧之力，不能斩关夺门，破阴回阳，而挽垂绝之生命。"

附子药性之火，如生命之火，纯阳之火，其功能如同桀骜不驯的红鬃烈马，别人畏其如虎豹，李老却能降服驾驭，泰然用之。附子之热，实为真阳之性，阳刚之气，久煎则如"百炼钢成绕指柔"，阳刚之气和至阴相济，一味药而含有阴阳双性，遂可起沉疴大疾。如煎时过短，则阳热躁烈，阳气暴升，性情乖戾则生风动火而导致疾病丛生，剂量过大甚至可能伤人殒命。

笔者也有一些医疗界的朋友，在早期接受了李可老先生的理论，并用于临床，然而并没有取得很好的疗效；相反，有的患者服药后出现这样那样的不良反应，于是吓得不敢再用了，这也实在是令我感到不解。最后究其原因，还是他们没有掌握好煎服方法，有的只是大剂量地应用了，没有加佐制的药物，也没有按照李老的煎服方法去做，所以使用后不但没能救人于危难之中，反而使患者感觉更加痛苦甚至会要了他们的生命。他们只是知道用附子，但是不知道怎样用，不知道什么病情用，不知道用多大的剂量，辨证更是稀里糊涂，才招致临床应用后产生严重的不良后果。再就是附子在临床中不是什么病都用，只是心力衰竭或者阳气虚损的疾病可以应用，而其他疾病不适合应用时不要乱用，本来病为阳热阴虚却妄投大辛大热之辈，哪能治病救人？笔者耐心解释其中缘由，使他们大梦方醒，并细心地研究了李老的用药精神，后来得益于火神派的神奇疗效者多矣。

病案举例二

刘某　女　78岁　2013年腊月二十八，已近年关，人们纷纷准备过年，我们医院也在安排春节值班的事。上午来了一位患者家属，代述其78岁的老母亲，因为心包积液在承德市某医院住院，病情仍然很严重，又到了过年的时候了，怕死在医院里，家里人一商量就给接回来了。据说，已经卧床不起，时时昏睡，意识欠清，喘促不安，不能平卧，时时汗出，双下肢水肿明显，按之深陷不起，四肢冰冷，颜色发绀，少尿，大便艰难，咳嗽胸痛，咳白色泡沫痰，痰量很多，近两天进食也很困难。家属商量着想给患者吃点中药，维持到过了年，也就等死了。因为，离医院几十里路程，医院值班的医生只有我自己，确实没有时间去，也只好根据家属介绍的情况处方。

辨证： *心阳衰竭，阴寒内盛，阳脱厥逆。*

治法： *回阳救逆，破阴散寒。*

处方： 附子50g，人参20g，干姜10g，黄芪100g，白茅根50g，龙骨50g，牡蛎40g，五味子10g，沉香4g，山药50g，葶苈子30g，麻黄10g，茯苓45g，炙甘草60g，细辛10g，水煎服，附子先煎2小时，煎时加3两蜂蜜。

二诊： 服药2剂咳喘症状立减，水肿也减轻，精神状态明显好转，尿量有所增多，24h尿量可达1200ml左右，腹胀肠鸣，可得矢气但大便仍不通。患者可以平卧1小时，还能喝一些奶粉等流质食物，四肢发绀好转，但还是凉。既然见效，也不管过年不过年的，就又接着用中药吧。

处方： 附子50g，人参20g，干姜10g，黄芪100g，白茅根50g，龙骨50g，牡蛎40g，五味子10g，沉香4g，山药50g，葶苈子30g，麻黄10g，茯苓45g，炙甘草60g，细辛10g，天冬20g，火麻仁10g，白术30g，水煎服，附子先煎2小时，煎时加150g蜂蜜。服药后患者大便也通了，不用家人搀扶就可以自己去厕所了，呼吸顺畅了许多，痰也明显少了，水肿略消退，压之仍有凹陷，吐痰也有力气了。按照上方共计服药15剂，后来的10剂药除了附子剂量改为30g，其余的没有变动。服药后患者精神清爽，食欲大增，水肿消退，咳嗽明显减少，平卧时也不觉得特别憋气了，并可下地行走，简单地帮助家里人做点家务。患者毕竟78岁高龄了，恢复到现在这个样子，真正看到了火神派的神奇。

病案举例三

王某　女　73岁　患者有病已经好几年了，早就不能做活了，村里人也都知道，这几年她只是过着被动的衣来伸手，饭来张口的卧床生活。家里就一个儿子是主要劳动力，为了生计在外打工来养家糊口。老太太每天不能活动，等着家人伺候，稍微活动一会儿就是气短、心慌，整天面目浮肿，脸色青紫，也懒得洗漱。也是听见别人议论我，老太太非得吵着要让我给她再看看病。家里人总是以"你这毛病已经做成了，就是吃仙丹也好不了啦"为由，拒绝给她看病。时间长了，老人总说要看，家人没办法把老人送到我院就诊。由家属左右搀扶步入诊室，见其面部肿胀，眼睑也肿，颧部青紫，唇色暗红，颈静脉怒张，听诊：胸部可见哮鸣音和小湿啰音。咳吐白色泡沫痰，痰量还挺大，心脏听诊可听见二级舒张期隆隆样杂音，并有严重的心律失常，心音强弱不一，这是心房颤动的表现，心力衰竭的症状。腹部肿胀，按之如囊裹水，双下肢高度水肿，按之没指。告诉家属该患病情较重，有心脏停搏的可能。

辨证：心阳虚损，水饮凌心。

治法：温壮元阳，强心利尿。

处方：附子30g（先煎），白术20g，茯苓40g，炙甘草30g，防风20g，桂枝15g，细辛10g，干姜10g，麻黄10g，黄芪50g，葶苈子30g，五味子10g，麦冬10g，陈皮10g，5剂水煎服。

解析：附子大辛大热温壮元阳，使人体阳气壮旺，并温化寒湿阴冷之邪，使血气经络畅通；黄芪、白术、茯苓利水渗湿，化痰；桂枝、细辛、干姜温化寒痰；葶苈子、麻黄、陈皮强心利尿；麦冬、五味子滋阴益肾，全方可温壮元阳，强心利尿使阳气充盛；心肺肾三脏阴寒散，气血旺而疾病可疗。

二诊：这5剂用后效果很神奇，咳嗽咳痰明显减轻，心跳有力了，水肿也有明显消退，更主要的是，患者食欲增强了，而且食量也大了，面色不那么难看了，但仍有咳嗽咯白色泡沫痰，痰量很多，调方再开5剂。处方：附子30g（先煎），白芥子10g，白术20g，茯苓40g，炙甘草30g，防风20g，桂枝15g，细辛10g，干姜10g，麻黄10g，黄芪50g，葶苈子30g，五味子10g，麦冬10g，5剂水煎服。

三诊：5剂过后，患者可自己去厕所了，虽然走路还有点儿喘，但是歇一会儿就会好了，咳痰量明显减少，家属和患者都十分高兴，两者都省心了。动则气喘是肾不纳气的表现，这说明患者肾气太亏，治疗应温肾纳气，收敛肺气。处方：沉香4g，蛤蚧1只，附子30g（先煎），白芥子10g，白术20g，茯苓40g，炙甘草30g，百部20g，桂枝15g，细辛10g，干姜10g，麻黄10g，黄芪50g，葶苈子30g，五味子10g，麦冬10g，5剂水煎服。

四诊：患者服完这些药后，水肿几乎完全消失了，生活可以自理了，也不那么喘了。

病案举例四

李某 男 72岁 半个月前因急性左下壁心肌梗死入县医院住院治疗。由于当时病情较重，医生要求做造影检查，如果有必要就行冠状动脉旁路移植手术。由于造价高昂，家属一直犹豫不决，得不到家属同意，医院只好非手术治疗。用药大概有丹参酮、硝酸甘油、单硝酸异山梨酯等，用药十余天效果很糟，后来索性出院回家。患者家属将病情告诉女儿，女儿听后，火速回家探望。那时患者神志还是清楚的，看见远方的亲人，情绪波动很大，他女儿也想再给老爸进一步治疗。患者女儿找到笔者，要求给开一些止痛药，让患者减少一些痛苦。我询问了一下病情，家属叙述说："现在手脚都是青的，已经3天水米未进，手脚也都肿得很厉害，可适当用药，减轻病人痛苦。"笔者对家属说："现在他精神还行的话，还是应该用一些治疗的药物，现在中医有个火神派，对于危重性的心力衰竭有一定的效果，不妨试一下。"经过游说和鼓动吧，家属同意先开2剂试试。

辨证：心脉瘀阻，心阳受损，心气衰少。

治法：温通心脉，补火助阳。

处方：附子60g（先煎），炙甘草60g，人参20g，五味子20g，山茱萸30g，龙骨50g，牡蛎30g，干姜20g，茯苓45g，细辛20g，麻黄10g，白术45g，桂枝20g，丹参30g，桃仁20g，水蛭5g，水煎服。嘱其附子先煎2小时，煎时加蜂蜜50ml，武火急煎，一天内服完2剂。

二诊：第2天，喜讯传来，患者能进食了，并且小便能正常排了，自己可以坐起来，手脚青色消退而有一定热度了，但仍有口舌干燥，喜饮热水，饮水不多，患者及家属要求再处方。既然有效说明方法正确，处方：附子50g（先煎），炙甘草60g，人参20g，五味子20g，山茱萸30g，龙骨50g，牡蛎30g，干姜20g，茯苓45g，细辛20g，麻黄10g，白术45g，桂枝20g，丹参30g，桃仁20g，水蛭5g，百合30g，水煎服，煎服法同上，一天一剂。第4天，家属来到医院告诉说，患者精神特好，能进食一小碗热稀粥！水肿消减大半，胸前闷痛和气短均已经减轻。如果不是路途遥远，早就领着患者来到医院就诊了。调整处方：附子30g，炙甘草30g，人参10g，五味子20g，山茱萸20g，龙骨50g，牡蛎30g，干姜10g，茯苓20g，细辛10g，麻黄10g，白术20g，桂枝20g，丹参30g，桃仁20g，水蛭5g，百合30g，5剂水煎服尽剂病愈。

解析：该患心脉瘀阻严重，以致气血不通，循环障碍而四肢末端发绀水肿，方中大剂量附子、人参、干姜温壮元阳，回阳救逆；炙甘草缓急止痛并能稳定心律；百合、五味子、山茱萸、龙骨、牡蛎收敛散失的心肾阳气；细辛、茯苓化痰散结；白术、麻黄、桂枝发表助阳；丹参、桃仁、水蛭破血逐瘀，全方温通心脉，补火助阳使心肾通化，气血畅通，病势虽急也可获救。

三、辨证运用火神派理
论治疗类风湿关节炎的经验

类风湿关节炎是一种病因尚未明了的以关节病变为主的全身自身免疫性疾病，以慢性、对称性、多滑膜关节炎和关节外病变为主要临床表现。因为其类似风湿性关节炎而称为类风湿。临床中很多患者错误地理解为"累风湿"，以为是干活累引起的风湿病，在临床中应给予解释。这种病可侵犯全身任何脏器、血管或组织，引起关节功能丧失、融骨，更严重的能引起死亡。

（一）症状体征

1. 疼痛　本病早期即有关节局部痛感，尤其是在活动期，并伴有触痛及压痛，此为最早出现，也是患者最敏感的体征。

2. 僵硬　受累关节僵硬，尤其在晨起开始活动时最为明显，但活动一段时间后，将会逐渐有所改善，临床称为"晨僵"现象。

3. 肿胀　受累关节周围软组织呈弥漫性肿胀，且表面温度略高于正常关节，也有一部分患者表现为局部温度过低。

4. 畸形　后期病例一般均出现掌指关节屈曲及尺偏畸形；如发生在足趾，则呈现爪状趾畸形外观。如果到了这种地步很多人就会变成残疾，关节功能欠缺。

5. 皮下结节　30%～40%的患者可出现皮下结节，此有助于对本病的诊断。这些结节一般存在于关节周围的皮下，可对皮下结节做病理检查而协助诊断。

6. 体温升高　急性期的某些患者可出现发热，多为38℃以下的低热。

（二）西医主要药物治疗

（1）水杨酸盐类药：临床上较为多用，易出现胃肠道反应和血小板聚集能力下降。

（2）金制剂：在前者不能控制症状时，可以用硫羟苹果酸金钠或硫葡萄糖金等。用药时注意患者的全身情况，对有肝、肾及血液疾病的患者慎用。

（3）免疫抑制药：如环磷酰胺、甲氨蝶呤等药物。主要用于严重的、活动型的类风湿关节炎。甲氨蝶呤每周1次给药，用量酌情选择，其剂量为2.5～15μg。用药后应密切观察患者的肝及血液系统的变化。

（三）手术治疗

对类风湿病变所致的畸形可在静止期行手术治疗，常用的术式有4类：①滑膜切除术；②关节冲洗＋镜下滑膜切除术；③关节成型术；④人工关节置换术。

笔者在临床中治疗类风湿关节炎若干例，前几年只是按照教科书上的方子治疗，虽然尽心辨证施治在临床中也收到一定效果，但不尽如人意。遇到一些严重的病例只能束手无策，这几年使用火神派的方法治疗这个病感觉很顺手，即使病情再严重也有办法和信心了。下面给大家介绍几例这样的患者：

病案举例一

张某　女　58岁　患类风湿关节炎已经十几年了，现在已经卧床不起半年多了，每日生活在万分苦痛之中。因为不能下床，只好在笔者有空闲时去患者家里诊治。看见患者身体消瘦得只剩皮包骨了，颜面也已经变形，颧骨凸出，下颌宽大，双手严重畸形，已经成为爪样，听见我进门，努力挣扎着要坐起来，只是心有余而力不足。看见以前拍的片子，两腕骨发生融骨现象，已经融合成一块骨头了，还有其他关节都有不同程度损害，可见患者这几年的罪真是没少受啊。身体羸弱，关节疼痛，颧骨高凸，舌质瘦薄，苔白而干，脉细数。

辨证：气血虚极，寒湿阻滞。

治法：温补气血，通络止痛，散寒除湿。

处方：附子30g（先煎），细辛10g，麻黄10g，炙甘草40g，乌梢蛇10g，山茱萸20g，龙骨40g，牡蛎30g，骨碎补15g，鹿角霜15g，人参15g，天冬20g，鸡血藤30g，淫羊藿20g，桂枝15g，杜仲10g，黄酒50ml为引，5剂水煎服。

二诊：服药后，关节疼痛无缓解，身体感觉有力气了，就是口腔里有点儿口疮，估计是药物过于峻猛，这是病情较重药物还没有起作用。

处方：附子30g（先煎），知母15g，细辛10g，麻黄10g，炙甘草40g，乌梢蛇10g，山茱萸20g，龙骨40g，牡蛎30g，骨碎补15g，狗脊15g，鹿角霜15g，

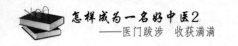

人参15g，天冬20g，鸡血藤30g，淫羊藿20g，桑枝30g，杜仲10g，黄酒50ml为引，10剂水煎服。

三诊：关节疼痛有所减轻，食欲增加，说话力气足，口腔黏膜淡红，未发现糜腐之处，因细辛不可长服，这次去掉细辛。

处方：附子30g（先煎），知母15g，蒲公英10g，麻黄10g，炙甘草40g，乌梢蛇10g，山茱萸20g，龙骨40g，牡蛎30g，骨碎补15g，鹿角霜15g，人参15g，天冬20g，鸡血藤30g，淫羊藿20g，桑枝30g，杜仲10g，黄酒50ml为引，10剂水煎服。

四诊：这次一进患者家门，居然看见患者自己坐在院子里的凉棚里吃饭，患者激动地说："真的很感谢大夫！我自己能下床走动了。"看见患者欣喜的样子，心里真是特别高兴。这次又开了10剂药，因为天气炎热，就没有继续服药。后来随访一下家属，患者病情稳定，虽然也在吃一些止痛药，确实好了很多，能自己溜达了。准备天气凉了的时候再继续治疗。

解析：该患者属于气血极虚，无力与外邪抗争，寒湿等外邪直中人体内外表里，侵犯全身，寒湿与气血搏结则关节肿胀明显，气血虚极，关节骨骼疲软，不耐寒湿摧残而融骨。方中附子巨热之药，散寒止痛之力最著，并且大剂量应用更能收到桴鼓之效；麻黄、细辛可散表邪；乌梢蛇通络止痛；山茱萸补肾填精；鹿角霜、人参、杜仲温肾健骨。

病案举例二

高某 男 32岁 装修工，从事装修工作已经七八年了，平时给别人做室内装修时，累了或者困了就睡在地板上，下面只铺个纸壳或者木板。春夏秋三季，只要干活就这样。有一天，干活累了，出了一身汗，吃完饭了，汗还没有退，就像平时一样躺在纸壳上睡着了，由于睡得时间长了，室内阴冷潮湿，那时窗户还没有安装，就给冻醒了。当天就感觉双下肢麻木，无力。也没有在意，以为是睡觉压麻的，想想过一阵就好了，没当回事。过了有一天了，不但没减轻，反而加重了，还伴有小腿痉挛，渐渐地感觉两条腿怕冷，遇冷则疼痛，还特别沉，活动受限。在当地卫生所吃一些追风透骨丸之类的药物也不见效，时间长了，因为影响工作了就开始求医治疗，可是服用中西药物若干，病情不见好转，最后，只好放弃劳动，开始专心治病。后来在北京某院确诊为类风湿关节炎，然而反复更医，治疗2年，病情反复发作，时轻时重，总不能干活，患者非常苦恼。后来，听别人介绍，来我院治疗。听其介绍完病情，查看双上肢手关节略肿大，其余关节并无肿胀、畸形，触之皮温较低，按之凉，舌质淡有瘀青，苔白滑，脉沉紧。

辨证：寒湿阻滞关节经络。

治法：散寒除湿，通利关节。

处方：川乌15g，麻黄10g，细辛10g，桂枝15g，炙甘草30g，片姜15g，荆芥10g，防风20g，乌梢蛇10g，当归15g，白芷10g，狗脊15g，骨碎补15g，党参20g，黄芪50g，薏苡仁30g，白术30g，水煎服，10剂一个疗程。川乌先煎1小时，煎时加蜂蜜2两。

二诊：服药一个疗程后，双下肢明显不麻了，疼痛也减轻许多，但是遇冷还是疼痛，患者服药并没有什么不适，所以说，川乌对于痹证的治疗，剂量可以偏大，但是为了安全起见，必须注意煎服的方法。原方继续再服用10剂，

处方：川乌15g，麻黄10g，细辛10g，桂枝15g，炙甘草30g，片姜15g，荆芥10g，防风20g，乌梢蛇10g，当归15g，白芷10g，狗脊15g，骨碎补15g，党参20g，黄芪50g，薏苡仁30g，白术30g，水煎服，服药后症状明显减轻，该患者前后一共服药50余剂，服药期间只是口腔出现2个小溃疡，感觉口干，再无其他不适。双下肢没有症状之后，嘱其每月服药5剂，连服6个月。一来为了增强抗病能力，二来以防风寒湿邪再次侵入而复发。患者如期服药，症状消失，随访2年未复发。

解析：类风湿关节炎在临床中很常见，很多患者都把类风湿理解成"累风湿"，认为这是劳累过度引起的。该患者由于久居寒湿之地导致风寒湿三气杂至，侵害身体的防御能力而发病。川乌、麻黄、细辛、桂枝温经散寒祛寒为主；防风、荆芥、白芷、乌梢蛇祛风为主；黄芪、白术、薏苡仁祛湿为主；当归、骨碎补、党参、狗脊等药为补虚扶正为主。全方散寒除湿，通利关节对于类风湿关节炎的治疗效果很好。

病案举例三

谷某　女　16岁　学生，1年前，在学校洗澡时因为时间短，未擦干身子就穿衣服出去了，到操场上时遇刮风，当时感觉有点儿哆嗦，过一会儿就觉得身上冷，也没当回事，过几天学校放假回家，觉得关节疼痛不舒服。因懒得吃药，在家喝点姜汤什么的，有点儿管事，就没在意。又过了两周，全身各关节都疼痛不已，在校医处服药就不痛，停药就痛，后来找了个针灸医生，也是扎针就好，停了还痛，就请假回家治疗。根据其自己和家人介绍的情况，看患者的关节也没有变化，又查看舌脉等信息，诊断为寒湿痹证。当时又做了类风湿因子检测，为弱阳性。

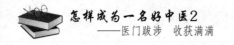

辨证：寒湿侵袭，阻滞经络。

治法：散寒除湿，通络止痛。

处方：川乌10g（先煎），桂枝10g，麻黄10g，细辛5g，白术20g，甘草30g，防风20g，薏苡仁30g，乌梢蛇10g，白芍20g，黄芪30g，片姜10g，荆芥10g，独活10g，羌活10g，5剂水煎服。川乌先煎1小时，加生姜5片，大枣5个为引子。

二诊：服药后，身体感觉清爽了，麻黄虽然用了10g，患者并未明显出汗。各关节还是有点痛，尤其是双上肢长骨疼痛厉害，有时痛得直哭。说明她的寒邪较重，在原来的基础上又加了量。

处方：川乌15g（先煎），桂枝10g，麻黄10g，细辛10g，白术20g，炙甘草30g，防风20g，薏苡仁30g，乌梢蛇10g，白芍20g，黄芪30g，片姜黄10g，荆芥10g，独活10g，羌活10g，5剂水煎服，川乌先煎1小时，煎煮时加蜂蜜100ml。

三诊：服完药后，感觉疼痛明显减轻，身体也温热了，关节活动灵活了，主要是不怕冷了，稍有点儿头痛，又加服了复方羊角颗粒，头痛也减轻，处方用第二次的方子又服药5剂，全身各关节都不感觉痛了。服完15剂药后，因为症状明显好了加上患者年纪较小不愿意再用中药，就开了独活寄生丸和附桂骨痛胶囊以善后，随访1年未发。该患者用药时间短而取效，完全是因为孩子较小，身体正气充沛，抗击外邪力量强大的原因。

解析：该患病程较短，属于新病，正气尚足，抵御外邪的力量强盛，主要以散寒除湿，温阳通络，扶助阳气为主。所以用补火助阳的乌头为君药；麻黄、细辛、桂枝发汗解表辅助乌头之功；荆芥、防风、乌梢蛇、羌活、独活等散风邪；黄芪、白芍、炙甘草、片姜黄等为解痉缓急活血止痛。全方有散寒除湿，温阳通络，扶助阳气的功效。

病案举例四

胡某 女 41岁 该患者自述是我的老乡，现在远嫁涿州。患者于十几年前，生完孩子后，没有按家里人说的去好好坐月子，以为年轻，什么都无所谓，生冷不忌，衣着单薄，出入也不避风，过了月子后，渐感身体不适，关节疼痛，怕冷畏风。患者感觉不妙，急忙到当地卫生所吃了一些治疗风湿的药物，也不管事。后来到县医院和北京等地治疗，时好时坏，并且之后每年发病用药总不见效。3年前，症状加重，全身各关节疼痛难忍，两脚走路跛行，双手严重变形，如同树枝状，伸不直，就连脸部也扭曲了，看起来有点恐怖，左侧大腿膝关节严重变形，两只脚的脚趾都弯得向上跷。辗转数十家大大小小的医院，花费医疗费用若干而罔效。最近听老家人说我这里能治这样的病，就来我院就诊。见其双手关节已经严重变形，如同爪子，各指关节扭曲并肿胀疼痛，走路跛行，犹如鸭步态，脸部也变得向左侧歪曲，颧骨略有凸起。人的面部是个非常微妙的东西，只要有一点变化，人的容貌就会发生很大区别，别人就会认不出来。据患者说在北京检查的单据就有一皮包。这次走得匆忙没有全带来，大约就是类风湿之类的诊断。

辨证：气血亏虚，贼风入骨，伤筋损骨。

治法：祛风散寒，温化气血，搜风通络，强筋健骨。

处方：川乌15g（先煎2小时），白术30g，防风20g，炙甘草50g，薏苡仁40g，白芍60g，黄芪30g，桂枝15g，路路通15g，葛根30g，麻黄10g，细辛10g，当归20g，党参20g，乌梢蛇10g，水煎服，10剂一个疗程。服药前6剂时，各关节疼痛加剧，甚至不能翻身，动则疼痛加剧，来电询问这是怎么回事，笔者告诉她，这是因为风湿结聚闭阻经络，气血不得流通则疼痛，而用药时药力峻猛通透，正邪相争故疼痛反而加剧，不必担心。患者继续服药，一个疗程后，果见奇效，关节疼痛明显减轻了，有几处肿胀的地方也见消肿，因为有事着急回家就又开了20剂，带走服用。到了10月1日时，患者忽然来电，说国庆节还要来找我给看病。那天早上7点多钟，她们就来到医院了，说是凌晨2点多就出发了，等这次再见到患者时，我竟然没有认出她来，真的发生了意想不到的变化！她的手指竟然能伸开了，除了最远端的关节还弯曲外，其余的关节都能伸开了。并且疼痛也有明显好转，而且患者的脸部竟然比上次好看多了！因为她的脸部也受类风湿因子侵害而变了形。我还风趣地逗她说，现在变得漂亮了。患者也十分兴奋。走路比以前也自如些了。又拿了一个月的草药回涿州。

处方：川乌20g（先煎2小时），白术30g，防风20g，炙甘草50g，薏苡仁40g，白芍60g，黄芪30g，桂枝15g，路路通15g，葛根30g，麻黄10g，细辛10g，当归20g，党参20g，乌梢蛇10g，20剂水煎服。

三诊：患者后来又通过电话联系，细述病情，开药邮递到家里，每次20剂，后来的药减少细辛剂量到5g。连续3次后，来电话说症状基本控制住了，现在已经没有什么事儿了，手指末端也有些直了，足趾没有明显改变，关节几乎不疼痛了。电话随访半年，情况较好。

解析：这个患者的病情也很严重，已经损害了骨骼，关节严重变形，生活仅能自理，丧失了劳动能力，原以为能改善症状就已经不错了，这样出乎医者意料之外的疗效，确实少见。对于关节疾病，乌头的疗效要比附子强大，而对

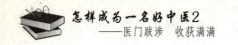

于脏腑阴寒之证，附子的疗效超出乌头。该方主要温养气血，散寒除湿对于骨骼变化竟然都能修复，可见扶助正气有时却有意想不到的结果。

四、辨证运用火神派理论对混合性
结缔组织病的干预治疗

混合性结缔组织病（mixed connetive tissue disease，简称MCTD）是一种综合征，其特点为临床上具有系统性红斑狼疮、多发性肌炎及系统性硬化症等结缔组织病的临床表现，但又不符合其中任何一种疾病的诊断，且在血清中有高效价抗核糖核蛋白（RNP）抗体的一种自身性免疫性疾病。目前许多学者认为，MCTD只不过是某种风湿性疾病的中间过程或亚型。随防结果发现MCTD可发展成系统性经斑狼疮或硬皮病或其他风湿性疾病。因此，MCTD可以认为是一种有特色的未分化的风湿性疾病。

分型：弥漫性结缔组织病、风湿性结缔组织病、免疫性结缔组织病、综合性结缔组织病。

MCTD最常见的临床表现是多关节炎、雷诺现象、肺部受累、手肿胀、指（趾）皮肤硬化、肌炎以及食管功能障碍，脱发、皮疹、淋巴结病、肝脾肿大、浆膜炎和心、肾及中枢神经系统损害是较少见的表现。

关节炎的主要表现为关节肿痛，严重者有关节溃烂、畸形，但皮下结节少见。皮肤硬化多见于指（趾）末端和面部，很少广泛累及。脏器受累主要有肺、心血管、肾以及神经系统。肺部受累可表现为弥漫性间质浸润和肺弥散功能障碍，可有肺动脉高压。心脏损害最常见的表现是心包炎，见于1/3患者，其次为二尖瓣脱垂、心室扩大、心律失常等。神经精神症状也不少见。50%病人有血液系统受损，最常见的症状是出血，血小板和白细胞减少偶见，脾肿大见于20%病人。MCTD的肾病变少见。一旦出现肾受累，常可表现为无症状蛋白尿、血尿、肾病综合征或不同程度肾功能不全，个别患者可完全无症状。

临床主要采用糖皮质激素治疗。

1. 轻型MCTD 可先用秋水仙碱、非甾体抗炎药或抗疟药治疗，非甾体抗炎药或15～30mg/d小剂量皮质激素治疗即可控制病情。激素对以系统性红斑狼疮（SLE）为主要表现的效果好，而对以原发性舍格伦综合征（PSS）为主要表现的效果差。

2．重型MCTD　当MCTD伴有严重系统及器官损害表现与肾病变，如出现肾病综合征时，宜用中到大量的糖皮质激素治疗，一般用泼尼松剂量为1mg/（kg·d）口服，治疗数天至数周后症状可显著改善。此后，改为小剂量维持，每天或隔天用药1次。注意缓慢撤药，以防引起病情反复，总疗程可视其严重程度决定，一般需数年完成。当有严重的内脏病变，或以PSS为主要表现，对糖皮质激素反应较差时，可加用环磷酰胺等免疫抑制剂。膜性肾小球肾炎对皮质激素治疗无效，也可用细胞毒类药物治疗。对严重危及生命的病变如心包炎、中枢神经系统病变、肾病综合征和肾衰竭，必须用糖皮质激素维持治疗。一般说来，MCTD肾损害对糖皮质激素治疗敏感，而硬皮病疗效差。雷诺现象严重者可加用钙离子拮抗药，或血管扩张药妥拉唑啉、丹参制剂等，可有一定效果。高血压危象时应积极尽早控制血压，使肾功能得以改善，目前首选药物为血管紧张素转换酶抑制剂。

重叠综合征临床表现为同一时期内并存两种以上风湿性疾病，如系统性红斑狼疮与结节性多动脉炎并存，系统性红斑狼疮与系统性硬化症并存，幼年型类风湿关节炎除有严重关节炎和皮下小结外，还有抗核抗体阳性和血管炎，即与系统性红斑狼疮并存。此外，系统性硬化症也可出现抗核抗体阳性、严重关节炎、白细胞减少、溶血性贫血等。

重叠综合征也可先后出现两种以上风湿性疾病，如患皮肌炎多年后，又出现双手指关节炎，可视为皮肌炎与类风湿关节炎重叠。系统性红斑狼疮在病程进展过程中，出现了典型的类风湿关节炎的关节畸形，可诊断为系统性红斑狼疮和类风湿关节炎的重叠。

重叠综合征的治疗较治疗单纯患某一种疾病困难，应用药物应取决于以何种风湿性疾病为上，主要药物为肾上腺皮质激素和免疫抑制剂。

本综合征的预后较单一的风湿性疾病要差。同时还取决于哪两种病的重叠。与MCTD相比，MCTD的5年存活率为93%，而重叠综合征的存活率仅为53%。

系统性红斑狼疮、多发性肌炎、系统性硬化症，MCTD各具有三者中的某一些特征，而又不能用某一种病解释MCTD所有表现。

目前西医治疗总是依赖糖皮质激素或免疫抑制剂，治疗效果不是很明显。

中医对于混合结缔组织病以混合痹论治，治疗主要以温阳益气，活血通络等方法，笔者近几年应用火神派理论治疗该病能收到满意的疗效，现在向大家介绍一个近几年来非常典型的病例，望能起到抛砖引玉的作用。

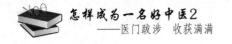

病案举例

万某某　女　60岁　2012年1月无明显诱因出现鼻孔发干并且非常严重，必须用湿毛巾或者戴上湿口罩才能缓解。当时天气很冷，但是感觉身上却很热。过了几天，双上肢见湿疹，瘙痒。按湿疹治疗数天好转，但反复发作。又过一个月后，出现雷诺氏现象。两个手指末端忽然变白、变红、变紫，初起时和天气有很大关系，后来每天都要发作。并且前臂肿痛，发绀，感觉骨头凉，白天自汗，晚上盗汗，出汗量多而湿冷。在自家门前找个中医看看，见其前臂疹子为红色并且很密集，身上也有稀疏红色丘疹，遂按温热证治疗，处方大都为清热解毒之品，患者只记得有金银花、石膏、知母，其他药物倒是给忘记了。服药3剂后，出汗益甚，反觉得怕冷加剧。当时已是春天了，气温25℃以上，患者穿厚厚的衣物，仍感觉特别冷，每天也特别乏力，很担心怕得了什么不好的病，就到县医院做全面检查。除了心脏右下壁缺血外，并没有查出什么别的病。输了几天液也不管用，又出现了身体皮肤发青，脸色灰暗，尤其是眼窝和鼻翼发青明显，周身疼痛，还出现晨僵现象。到了9月份，每天下午都要发热，最高时体温达到38.8℃。就去承德市某医院检查，抗核抗体A（S）1：3200，抗nRNP/Sm抗体阳性，抗Sm抗体阴性。在承德住院治疗月余，效果不明显，被建议到北京协和医院进行检查和治疗，最后确诊为混合型结缔组织病，皮肌炎、成人硬肿病。这是一个皮肌炎、类风湿关节炎、系统性硬化病三种重叠的疾病。患者说，当时那里正在搞一个这样的科研课题，由我国著名的中国工程院院士王某负责该课题并亲自为她接诊。服用科学院自己的制剂——复松片，半年后晨僵症状减轻，眼窝和鼻翼部发青明显好转，化验抗核抗体为1：1280。患者看到了希望，就一直服用该药1年半之久。这期间一直有低热和骨痛现象，并觉四肢乏力。到2014年4月初，由于楼房停暖，天气较冷，患者又和家人生了点气外并无特殊原因又感觉晨僵加重，怕冷，全身关节僵硬疼痛，腰部皮肤发硬，色暗，弹性差，皮温正常，腿和脚肿胀明显，吞咽困难，全身皮肤瘙痒，手足冰冷，还见到额头处皮肤变得苍白、发硬，生活基本难以自理，就又到承德市某医院化验：抗核抗体A（S）（1：3200），抗nRNP/Sm抗体阳性，抗ENPB阳性，抗Sm阴性。患者在精神上又高度紧张，就又到北京找到了王院士，看到这个化验结果，王院士也皱了眉，要求其转院再到别处治治。患者在感觉走投无路的情况下，听好友推荐来我院求治。听完患者介绍，见其面色苍白，焦急的神态，先安抚一下他的心情，见她双前臂及手指明显肿胀而且疼痛，但是肿胀是局限性很明显，按之深度凹陷，并且皮肤凹陷恢复较慢，皮肤湿冷，全身关节均疼痛难忍，还经常不定时发热，体温可高达39℃以上，用退热药有效可以退热，不知什么时候又发热了，发热没有规律。食欲低下，便稀，四肢乏力，情绪急躁，体重下降，额头处皮肤变得花白，如下图。

　　这时的皮肤是硬化的，缺少弹性。腰部皮肤广泛性发硬，呈条索状，色暗，腰部活动障碍，舌淡红有瘀青斑点，三部脉沉尺部坚而搏指，患者自己说，自从有病到现在无论从外表还是从心里感觉老了10多岁。

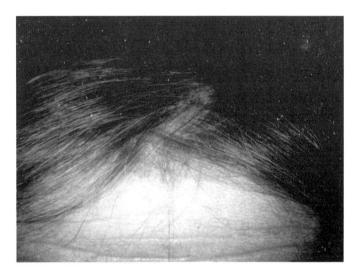

　　辨证：寒湿闭阻，损伤阳气，气血不荣，阳气大伤，阴寒内闭，格阳于外。

　　治法：散寒除湿，温壮元阳，益气养血，化瘀通络。

　　处方：附子50g（先煎），当归15g，黄芪100g，白术30g，细辛10g，桃仁10g，鸡血藤30g，炙甘草60g，乌梢蛇10g，干姜10g，天冬15g，川芎10g，菟丝子20g，肉桂5g，枸杞子20g，生姜5片，大枣10枚，童子尿1杯为引，附子先煎2小时，同时加蜂蜜150ml同煎，10剂水煎服。

　　二诊：服药后，患者一进诊室，见其神情高兴，就知道有效果了。患者的头皮，原来发白的地方，虽然颜色没变，但是皮肤有韧度了，抬头时可见到明显的皱纹了，以前的头皮是硬的，根本看不到皱纹。原来头皮有针刺样阵痛和麻木感，现在消失了。患者还是有点发热，体温在38℃左右，关节仍是疼痛，畏寒，两上肢肿胀疼痛，患者用手均匀地按压前臂肿胀部位向前移动，则可顺着手指滴下水来！可见症状非常严重。舌脉和上次相同，没有明显变化。

处方：白芷10g，附子50g（先煎），当归15g，黄芪100g，白术30g，细辛10g，桃仁10g，鸡血藤30g，炙甘草60g，乌梢蛇10g，干姜10g，天冬15g，川芎10g，菟丝子20g，肉桂5g，枸杞子20g，生姜5片，大枣10枚，童子尿1杯为引，附子先煎2小时，同时加蜂蜜150ml同煎，10剂水煎服。

三诊：患者服药后有以下变化，第一，双下肢、肩关节疼痛还是挺严重，并且肿胀严重，临床症状没有减轻。第二，原来全身皮肤瘙痒，搔抓后感觉皮肤变得发脆了，即使是轻轻抓挠也会留下抓痕，就是抓破的痕迹，并极易结痂，往往抓后都会引起抓痕，现在这个症状在不经意间好多了，瘙痒抓后轻易没有抓痕了。第三，低热症状明显减轻，虽然有时候还感觉发热，但是发热的时间已经明显短了，体温很少达到38℃了，次数也少多了。附子虽为辛热大毒之品，为火热最重之药，但是对于这种阳虚引起的发热效果确属独特，令人不可思议！说明此证虽热，实为阳虚。第四，患者皮肤肿胀的地方，用眼看着就有水一样，用手摸一下感觉湿冷，其余的皮肤还是正常的，脉象滑数而沉，舌淡红，苔黄腻。当时，化验了肾功能：肌酐（CRE）41.0μmol/L，尿素氮（UREA）3.3mmol/L，尿酸（UA）197μmol/L。说明肾功能还没有问题。

处方：附子50g（先煎），当归15g，黄芪100g，白术20g，细辛10g，桃仁10g，鸡血藤30g，炙甘草60g，干姜10g，麻黄10g，白芷10g，桂枝15g，天冬20g，菟丝子30g，穿山龙30g，土茯苓30g，10剂水煎服。这次加了解毒除湿利关节的土茯苓。

四诊：服药后腿和手脚肿胀均明显减轻，虽然还有点肿，按着不那么深陷不起了，发热的症状已经完全消失，患者也感觉身体轻松多了，关节不怎么痛了，上次说的身体肿胀的地方也不湿冷了。但仍有些肿胀，同时又感觉四肢疲倦，食欲下降，视物不清，感觉上火了，嗓子干，大便不成形，吃东西不消化，舌质瘦，苔薄白，脉弦数。虽然上火了，但是病情刚有所缓解，不能松懈。方子中酌加一些填精补髓，增津益液的药物。

处方：附子50g（先煎），天冬30g，当归15g，黄芪100g，白术20g，细辛10g，桃仁10g，鸡血藤30g，炙甘草60g，干姜10g，麻黄10g，茯苓40g，土茯苓30g，栀子10g，浮小麦30g，焦三仙各20g，10剂水煎服。

五诊：这次服药后浮肿继续好转，晨僵也有了很大的好转，膝关节和肩关节也消肿了，并且疼痛减轻很多，面色仍苍白萎黄，四肢乏力，身体如浸水中，自觉潮湿，胃泛酸，恶心，睡眠欠佳，全身痒，皮疹较多，为淡红色小丘疹，舌中心红赤无苔，四周黄腻苔，脉细数。说明身体湿气仍然较重，治疗法则不变，药物剂量稍有调整，由于细辛也吃了几个月了，怕患者引起肝功能异常，这次也就停用了。

处方：附子40g（先煎），天冬30g，当归10g，黄芪100g，白术20g，麻黄10g，桃仁10g，桂枝10g，土茯苓30g，三仙各15g，苍术10g，百合20g，浮小麦30g，鹿角胶15g（烊化），干姜10g，防风20g，炙甘草40g，茯苓30g，10剂水煎服。

六诊：今晨患者精神异常兴奋，因为关节几乎不痛了，关节肿胀消退，指间皮肤可见明显褶皱了，原米就好像一根火腿肠一般，如下图：这在以前还真没有，晨僵仍有，手还是凉，总之全般症状好多了，但是食欲太差了，恶闻食臭，甚至看见食物就想吐，舌淡红，苔中间剥脱，边缘黄腻，脉细弦。

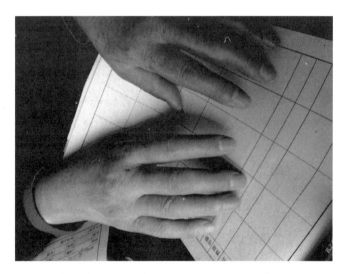

处方：附子30g（先煎），茯苓30g，白术20g，白芍30g，防风20g，炙甘草40g，天冬30g，黄芪60g，麻黄10g，鹿角霜15g（烊化），乌梢蛇6g，土茯苓30g，百合20g，浮小麦30g，桂枝15g，10剂水煎服。

由于患者感觉症状已经不明显了，再加上吃了这么长时间的中药，就自主歇了一个多月没用药。这几天因为天气转冷，感觉症状又要抬头，害怕病情反复，今天来院要求再继续服药。看患者的双手又有一点肿，自述还有点疼痛，怕冷的感觉也有，就是没有原来那么严重。平时可以晨练了，早晨在滨河公园里溜达2个小时左右，也没什么不适的症状。因为症状较轻，处方也较原来变化很多。

处方：附子30g（先煎），茯苓30g，白术20g，白芍30g，细辛10g，防风

20g，炙甘草40g，天冬30g，黄芪60g，麻黄10g，鹿角霜15g（烊化），乌梢蛇6g，百合20g，浮小麦30g，桂枝10g，牡蛎30g，10剂水煎服。服药后，诸般症状均好转，就停用中药，嘱患者加强体质锻炼，饮食多样化，放松心情，以期逐渐康复。该患者前后服药百余剂，治疗虽然没有达到完全治愈的地步，但是足可以体验正常人的生活。虽然有时也反复但是已经可以操持正常家务了。将来如果有类似的病人再深入研究和验证，完全可以应付这类世界难题。

解析：这个患者是我灌注心血非常大的一位，因为她的病情异常复杂，以前又没有治好的例子，也是凭借多年的临床经验和对火神派理论的探索而摸索治疗的一个患者。能收到这么好的效果让我感到十分欣慰！本方以大剂量附子、干姜、麻黄、细辛火寒湿之邪，为治疗主旨；黄芪、白术温阳益气，生化气血阴精为臣；炙甘草、天冬、当归、鸡血藤、桃仁、茯苓、土茯苓活血渗湿，通利关节为佐助、佐治药；余药为使药。该方药力峻猛，大而博杂，但以散寒除湿、温壮元阳、益气养血、化瘀通络为法，纠正寒湿闭阻、损伤阳气，气血不荣、阳气大伤，阴寒内闭，格阳于外的病机，这就是艺高人胆大，这就是所谓的成就感，这就是作为一个医生值得炫耀的光环！只要你敢于向难题挑战，只要你具有这个能力，你就会有很多可以成功的机会。

（附文）我的混合性结缔组织病治疗手记
万淑萍

我于2012年10月在北京协和医院确诊为混合性结缔组织病，至今已三年多了。在这三年里无论精神还是身体都受尽了折磨，简直是痛不欲生。

我是2012年1月得病的，得病初期的感觉是：鼻子及咽喉干燥厉害，易激动易生气，随之出汗严重。自以为楼房干燥，未及时去医院检查治疗，自己服用"知柏地黄丸"，收效甚微。到了2月份家里买了一台加湿器，白天开5个多小时，夜里开6个多小时，而且加湿器放在床头边，这样干燥不仅没有得到缓解，过了十几天两个手腕却起了湿疹，刺痒难忍，随之手指出现雷诺氏现象（手指遇冷或情绪激动变白、变紫，然后变红）。

这时我服用了"玉屏风散""防风通圣丸"无效。到了3月份，又找了一位中医开了汤药，我查了资料才得知他开的药都是清热解毒的，服用后病情没有好转，而且手凉，全身开始怕冷，不敢吃凉东西，食欲开始减退，睡眠不好，全身游走性疼痛。例如，头一天晚上还好好的，到第二天早晨就嘴巴张不开，胳膊抬不起来。到了6月份，下眼皮开始浮肿，全身肌肉疼痛，四肢无力，腰背和颈部开始出现湿疹，食欲进一步减退，严重消化不良，体重下降。到了8月份，除了以上症状外，开始有低热现象，腰部和额头出现硬皮，面部灰暗无血色。到9月底，每天下午都低热到38℃，面部表情呈现大病症状。

10月8日去承德附属医院进行了全面检查，其主要结果是：第一，抗核抗体呈阳性，核型滴度1：3200；第二，抗nRNP/sm抗体阳性；第三，抗CENPB/体阳性。初步诊断为结缔组织病，但不能确诊为结缔组织病的哪一种。建议住院用激素治疗，我们深知激素治疗不良反应太大。所以，我们没有采纳他的治疗方法，于10月17日就去了北京协和医院，经过皮肤科著名专家，博士生导师王家碧教授的诊断，确诊为混合性结缔组织病。他给开的药是：北京协和医院自己研制生产的"复松片"，其主要成分是：鬼箭羽、当归、红花、川芎等。功能主治：活血化瘀，通经活络。用于经络阻滞，气滞血瘀所致的硬皮病综合征，还有从日本进口的"复方甘草酸苷片"和其他止痒药。服用4个月后，2013年3月在北京协和医院复查，抗核抗体（核型及滴度）已降到1：1280。其他两项呈现弱阳性。此时感觉睡眠及食欲明显好转，全身疼痛减轻，面部表情趋于正常。

经过不间断服药治疗，2013年病情明显好转，自己能骑自行车锻炼了。但到了2014年3月末，由于楼房停暖，保暖不当，虽然不间断用药，病情还是复发了。此时，全身肌肉、骨骼疼痛严重，彻夜不能眠，肩、手、膝关节受累、肿痛，尤其腿和脚浮肿严重，躺在床上自己不能起，吃东西吞咽困难，全身刺痒厉害，皮肤一抓就破，雷诺氏现象严重，手足冰凉，生活不能自理。再次复查，各项指标果然又恢复到原来的状态。

经朋友介绍，于2014年4月30日慕名来到平泉南岭医院，接受单院长治疗，服用两剂汤药后手开始变暖，有排气现象。服用5剂后全身疼痛好转，全身刺痒减轻。但腿脚浮肿不见好转，胳膊腿僵硬，两肩酸痛，感觉五脏六腑都晨僵了。服用25剂药后，腿脚浮肿减轻，睡眠、晨僵现象好转。但此时仍食欲不振，便溏，视觉不清，四肢无力，不敢多语，上下楼困难，情绪急躁，体重急剧下降（由60kg降到49kg），生活绝望。

我服用40剂药后，面部气色好转，不再继续消瘦，食欲有所好转，能自己下楼去公园散步，腿脚已消肿。到2015年4月，历时一年，共服用105剂药。现在，虽然有时还出现雷诺氏现象，胳膊还有些僵硬，每天夜间凌晨两点两肩酸痛。但病情总体明显好转，腿不僵硬，全身肌肉、骨骼不疼痛了，和正常人一样走路，睡眠、食欲及消化明显好转，体重恢复到60kg了，生活能够自理了，能够做一些简单家务了，对生活充满了信心。在此我真诚感谢和敬佩单院长高尚的医德和精湛的医术。

附注

结缔组织病主要症状：

1. 身体出现湿疹。

2. 有雷诺氏现象。

3. 周身游走性疼痛。

4. 发热。

以上症状不是同时表现出来的，它是随着病情的不断加重，逐步表现出来的。

结缔组织病容易反复发作，有三怕：①怕着凉；②怕受潮；③怕生气。此病容易受情绪影响，保持乐观心态很重要。

总之，结缔组织病是慢性免疫系统疾病，治疗过程非常漫长。

五、辨证运用火神派理论治疗肾病综合证的经验

肾病综合征（nephrotic syndrome，NS）是一组由多种病因引起的临床症候群，最基本的特点是高蛋白尿，低蛋白血症，水肿和高脂血症，临床中称为"三高一低"症状。

1. 大量蛋白尿　大量蛋白尿是NS患者最主要的临床表现，也是NS的最基本的病理生理机制。

2. 低蛋白血症　血浆白蛋白降至＜30g/L。NS时大量白蛋白从尿中丢失，促进白蛋白肝脏代偿性合成和肾小管分解的增加。

3. 水肿　NS时低白蛋白血症、血浆胶体渗透压下降，使水分从血管腔内进入组织间隙，是造成NS水肿的基本原因。

4. 高脂血症　治疗方法如下。

（一）一般治疗

凡有严重水肿、低蛋白血症者需卧床休息。水肿消失、一般情况好转后，可起床活动。给予正常量0.8～1.0g/（kg·d）的优质蛋白（富含必需氨基酸的动物蛋白为主）饮食。热量要保证充分，每日每千克体重不应少于30kcal。尽

管患者丢失大量尿蛋白，但由于高蛋白饮食增加肾小球高滤过，可加重蛋白尿并促进肾脏病变进展，故目前一般不再主张应用。水肿时应低盐（<3g/d）饮食。为减轻高脂血症，应少进富含饱和脂肪酸（动物油脂）的饮食，而多吃富含多聚不饱和脂肪酸（如植物油、鱼油）及富含可溶性纤维（如豆类）的饮食。

（二）对症治疗

1. 利尿消肿。
2. 减少尿蛋白。

（三）主要治疗（抑制免疫与炎症反应）

1. 糖皮质激素治疗 糖皮质激素（下面简称激素）用于肾脏疾病，主要是其抗炎作用。

2. 细胞毒性药物 激素治疗无效，或激素依赖型或反复发作型，可以细胞毒药物协助治疗。由于此类药物多有性腺毒性、肝损伤及大剂量可诱发肿瘤的危险，因此，在用药指征及疗程上应慎重掌握。目前此类药物中，环磷酰胺和苯丁酸氮芥临床应用较多。

3. 免疫抑制药 目前临床上常用的免疫抑制剂有环孢素、他克莫司、麦考酚吗乙酯和来氟米特等。

同样有人把肾病综合征也列入结缔组织病里，治疗也是和结缔组织病相差无几。而笔者在近几年应用火神派理论治疗该病，收到很好的疗效。很多患者在短期内就能有效，深得患者好评。下面介绍两例病案。

病案举例一

王某 男 52岁 肾病综合征已经3年有余，当时查尿蛋白3+3.0g/L，隐血3+200，尿素氮8.14mmol/L，血压160/100mmHg，水肿，尤以眼睑和足踝部为甚，面色灰白枯槁，乏力，尿少，舌淡白苔白滑，脉沉弦。在北京协和医院确诊为肾病综合征，经在北京某医院用糖皮质激素等方法治疗，时好时坏，也曾吃过一段时间中药，但没有按时吃。最近又感觉浑身乏力，双下肢和颜面部水肿。听说有人在我院用中药治好的肾病，就来到我院就诊，见其面色枯槁苍白，双眼睑水肿，舌淡苔白，下肢高度水肿，两脚冰冷，皮色惨白，属阳虚体质。下图为原来的化验单。

临床检验结果报告单

首都医科大学附属北京友谊医院　　门诊化验室　　电话:63014411

姓　名:男	科别:肾内门诊	医嘱项:尿十项+镜检	登记
性　别:男	出生日期:1962-11-13	申请医师:姜群	标本
年　龄:51岁	床　号:	申请日期:2014-02-17	初步
流水号:198	标本日期:2014-03-19	采样时间:2014-03-19 09:00	

检验项目	英文对照	结果	单位
1 尿胆原	URO	+-3.3	umol/l
2 胆红素	BIL	—	umol/l
3 酮体	KET	—	mmol/l
4 潜血	BLD	3+200	
5 蛋白质	PRO	3+3.0	g/l
6 亚硝酸盐	NIT	—	
7 白细胞	LEU	—	
8 葡萄糖	GLU	—	mmol/l
9 比重	SG	1.030	
10 酸碱度	PH	5.50	
11 维生素C	VitC	0	mmol/l
12 镜下红细胞	RBC	2-4	/HP

备注:

接收者:陈月　接收时间:2014-03-19 09:13检验者:姚佳明审核者:陈月
注:本结果仅对送检标本负责、结果供医师参考。
如有疑问请联系门诊化验室(电话:8542)

辨证：肾阳不足，水湿停聚，肾失摄纳。

治法：温阳利水，补气通阳，收敛固涩。

处方：附子30g（先煎），白术15g，白茅根100g，黄芪200g（单煎2小时兑服），茯苓40g，车前子20g（包煎），山茱萸15g，山药30g，龙骨50g，牡蛎30g，五味子10g，炙甘草30g，防风15g，泽泻20g，仙鹤草30g，20剂水煎服。因为患者现在北京，一次开20剂，能用一个月，吃完药再调理。

二诊：用药后最起码临床症状好转多了，水肿消退明显。患者也感觉身体有力量了，尿量恢复到以前的样子，但是尿液颜色很深，面色略显苍白，舌质胖大齿痕明显，色淡，苔白滑，脉沉细。仍属阳虚体质，这段时间也没吃激素药。就按原方略有调整，加了小蓟和桂枝。

处方：附子30g（先煎），白术15g，白茅根100g，黄芪200g（单煎2小时兑服），茯苓30g，车前子20g（包煎），山茱萸15g，山药30g，龙骨50g，牡蛎30g，五味子10g，炙甘草30g，防风15g，泽泻20g，仙鹤草30g，小蓟30g，桂枝10g，20剂水煎服。

三诊：今天化验了肾功能尿素氮、肌酐、尿酸均正常，尿常规：尿蛋白3+，其余均正常。如下图。

临床检验结果报告单

患者面色也有所好转，看着不那么晦暗，现在能干一些力所能及的活了，只是经常会疲劳，腰酸腿软，双下肢有时微肿，手脚发凉，查舌质淡白无齿痕，苔薄白，脉沉细有力。患者心情很好，因为在北京时，医生告诉他这个病是永远也不会痊愈的，现在他看到了希望。

处方：附子30g（先煎），白术15g，白茅根100g，黄芪200g（单煎2小时兑服），茯苓30g，车前子20g（包煎），山茱萸10g，山药30g，冬瓜皮30g，生姜皮5g，五味子10g，炙甘草30g，防风15g，泽泻20g，仙鹤草30g，小蓟30g，桂枝10g，20剂水煎服。

四诊：现在患者身体状态又有明显变化，疲劳感消失了，双下肢没有肿胀乏力的症状了，腰背活动自如，不痛了，患者顺便带来了航空总院的化验单：尿蛋白3+，其余全部为（－），下面是化验单：身上的水肿几乎全部消退，现在已经能做原来送水的业务了，每次扛着水桶跑上跑下的也没事，舌质淡红，苔薄白，脉象和缓。因为病情减轻，用药量也就相应减少。

航空总医院检验报告单

处方：附子20g（先煎），白术20g，白茅根100g，黄芪100g，茯苓30g，车前子20g（包煎），山茱萸10g，山药30g，冬瓜皮30g，生姜皮5g，五味子10g，炙甘草30g，防风15g，泽泻20g，仙鹤草30g，小蓟30g，桂枝10g，公英15g，20剂水煎服。

五诊：4个月过去了，这次患者来时带来了在北京某医院的化验单：肾功能正常，尿检：蛋白1+，余均为（-）。面色也正常了，身体看起来已经好多了。

处方：附子20g（先煎），白术15g，白茅根100g，黄芪100g，茯苓30g，车前子20g（包煎），山茱萸10g，山药30g，冬瓜皮30g，生姜皮5g，五味子10g，炙甘草20g，防风15g，泽泻20g，仙鹤草30g，小蓟30g，桂枝10g，20剂水煎服。

六诊：化验结果正常，没有尿蛋白和隐血，肾功能也已经正常，为了防止病情反复患者要求再吃10剂，然后开了肾复康，肾炎四味片，阿魏酸哌嗪片嘱其服完中药后，以此3种药服用1年，再复查。

处方：附子10g，白术15g，白茅根50g，黄芪60g，茯苓30g，车前子20g（包煎），山茱萸10g，山药30g，冬瓜皮20g，生姜皮5g，五味子10g，炙甘草20g，防风15g，泽泻20g，仙鹤草30g，小蓟30g，桂枝10g，10剂水煎服。遗憾的是患者这次来时把化验单给弄丢了。由于急于回家也没有在我院再做一次。毕竟好了，医生的感觉不比患者的兴奋性低。

解析：肾病综合征实属一种虚损性疾病，主要因为肾脏阳气不足受损，导致其温化、收摄功能障碍而成。方中附子、桂枝温阳化气；白茅根和黄芪的剂量远远超出平时用量，这是有经验和理论根据的，白茅根清热利尿可散附、桂之火，黄芪久煎能温化全身气血，使元阳热而行使蒸腾汽化之力，把身体内需要的精微物质蒸腾生化到全身，白术、茯苓、泽泻、车前子等药利水渗湿，使积存于肾内的湿邪随尿液流走；仙鹤草、小蓟等清热止血；山药、山茱萸收敛固涩；全方温阳利水，补气通阳，收敛固涩。

病案举例二

鞠某　女　18岁　学生　患者一周前，感觉浑身乏力，尿量明显减少，因为以前没有得过病，也就没有当回事儿。最近两天乏力非常明显，并且出现水肿，颜面和四肢均肿，这时患者非常害怕，赶紧请假回家治病。家属先带她到县中医院就诊，经过化验等检查，确诊为肾病综合征，留住院，家属认为以前有什么病都到我们这里来治疗，就想继续来我院住院。在中医院临走时，那个医生再三强调不要用激素啊！患者和家属来到我院时，我说这病得住院治疗，因为病情较急，必须先用激素护肾，防止病情恶化或进展。家属听后马上就说："我们不能用激素，刚才中医院的医生都说了。"尽管我如何解释也没用，患者领着孩子跑了。

后来，过了十几天，这个患者和家属又来了，说是在承德某医院住院回来的，经过询问还是用了激素。这次是因为离家近，照顾方便，再就是想吃中药。化验尿里有管型，肾功能：尿素氮，肌酐，尿酸都高，确诊为肾病综合征。为了提高疗效，配合中药治疗。

辨证： *肾气虚损，气滞血瘀。*

治法： 益气升阳，利水消肿，活血化瘀。

处方： 附子20g（先煎），白术20g，白茅根100g，黄芪100g，茯苓30g，车前子20g（包煎），山茱萸10g，山药30g，冬瓜皮30g，生姜皮5g，五味子10g，炙甘草30g，防风15g，泽泻20g，仙鹤草30g，小蓟30g，桂枝10g，金银花15g，10剂水煎服。低盐饮食，避免感冒，服药期间激素药物逐渐减量。

二诊： 患者服药后水肿消退很快，感觉身上有力气了，患者想要再化验一下肾功能或尿常规，因服药时间太短感觉没必要做，就告诉下次再说。只是服药后感觉身上发热，体温倒是正常，这样就不必更方。

处方： 附子20g（先煎），白术20g，白茅根100g，黄芪100g，茯苓30g，车前子20g（包煎），山茱萸10g，山药30g，冬瓜皮30g，生姜皮5g，五味子10g，炙甘草30g，防风15g，泽泻20g，仙鹤草30g，小蓟30g，桂枝10g，金银花15g，10剂水煎服。

三诊： 这样已经服药一个月了，复查肾功能和尿常规，结果均正常。

处方：附子10g，白术20g，白茅根60g，黄芪80g，茯苓30g，车前子20g（包煎），山萸肉10g，山药30g，冬瓜皮30g，生姜皮5g，五味子10g，炙甘草30g，防风10g，泽泻20g，仙鹤草30g，小蓟30g，桂枝10g，金银花10g，10剂水煎服。前后共服药30剂化验全部正常，临床症状消失。后来患者在得病3个月、6个月各化验肾功能和尿液显示均正常。

六、辨证运用火神派理论治疗反复性老年性尿道炎

反复性老年性尿道炎的主要致病菌是大肠埃希菌、链球菌和葡萄球菌，往往有混合感染，与卫生习惯差或抵抗力下降有关。淋菌性尿道炎是由淋球菌感染引起的，非淋菌性尿道炎是由衣原体或支原体感染引起的，往往是通过性接触传染的。

临床症状

1. 非淋菌性尿道炎潜伏期为10～20天。

2. 起病不如淋证急，症状拖延，时轻时重，但比淋证轻。约50%的病人有尿痛、尿道痒等症状。初诊时很易被漏诊。男性非淋菌性尿道炎表现为尿道不适、发痒、烧灼感或刺痛，尿道红肿，尿道分泌物多为浆液状、稀薄、晨起有"糊口"现象。女性非淋菌性尿道炎表现为宫颈的炎症和糜烂、分泌物增多，宫颈分泌物中有多数分叶型白细胞（高倍镜下每视野超过10个），阴道及外阴瘙痒，下腹不适感。注意：有些病人可无症状或症状不典型，易被漏诊。宫颈分泌物中有多数分叶型白细胞（高倍镜下每视野超过10个）。

3. 尿道分泌物少，稀薄，黏液性或黏膜脓性。较长时间不排尿（如晨起）尿道外口可溢出少量稀薄分泌物。有时仅表现为晨起痂膜封住尿道口或污染内裤。检查时，需由后向前按挤前尿道才可能有少许分泌物由尿道口溢出。有时病人有症状无分泌物，也可无症状而有分泌物。

4. 常与淋证同时感染。前者先出现淋证症状，经抗淋证治疗后，淋球菌被青霉素杀死，而衣原体、支原体依然存在。在感染1～3周后发病。临床上很易被误认为淋证未治愈或复发。

5. 处理不当或治疗不及时可引起并发症。如急性附睾炎、前列腺炎、结

肠炎、咽炎；女性宫颈炎、宫颈糜烂、前庭大腺炎、阴道炎、输卵管炎、盆腔炎、异位妊娠、不育等。

尿路感染一般认为属中医学"淋证"范畴。从中医理论来看，本病的病位在肾与膀胱，病因病机主要为肾虚，膀胱湿热。当急性尿路感染初期和慢性尿路感染急性发作时属于实证，乃因湿热邪毒蕴结下焦所致。但老年女性反复发作的慢性尿路感染多属于虚证，以肾虚为主要病因。老年人由于脏腑功能下降，尤其肾气虚衰，发病机制主要以虚为主，以邪为标，故在治则上应重视调理整体功能状况，配以局部通淋化湿的治疗，才能标本兼顾，取得较好的疗效。笔者认为，此病症实际属于阳虚或感寒而发，受寒后，寒邪客居尿道，致使膀胱内正常体内温度潴留而发热，由于寒邪客居导致膀胱气化不利，使排尿不畅而出现尿道灼热感等淋证表现，所以以前临床中总有人说这是着凉引起的泌尿系感染，还真是有点儿难以理解。临床治疗应用温热药导尿外出并散寒气，用通淋药解除尿路刺激症状。

处方：附子10g，细辛15g，白茅根50g，甘草30g，桂枝10g，小蓟20g，石韦10g，车前子20g（包煎），茯苓20g，山药20g，黄芪30g，通草4g，龙骨30g，牡蛎20g，水煎服。实际临床应用时，细辛的剂量可以加大到30～50g，白茅根可以加大到100g。笔者应用该方治疗老年性反复性尿道炎数百例收效较好，有的输液或其他方法治疗数月，笔者几剂草药就能解决。现举例如下。

病案举例一

李某　女　63岁　2年来经常反复发生尿频、尿急、尿痛，只要发作没有个十天八天的就不会好，而这次发作已经有一个多月了，还没有好，输液输了半个月也不见效。有时感觉好一点儿，没过两三天又犯了，中药吃了七八剂，也不管事，真的很难受。因为以前经常在我院治病，就是离我院较远，以为用点儿药就好了，可是一个多月了也不行，就再来我院治疗。化验血尿常规均未见异常，患者感觉临床症状却很痛苦，尿频、尿急、尿痛，滴沥量少，次数频频，每次小解都非常恐惧，舌淡白，苔白滑腻，脉沉迟。

辨证：寒热互杂，膀胱气化不利。

治法：散寒通淋，清热。

处方：附子10g，细辛15g，白茅根50g，甘草30g，桂枝10g，小蓟20g，石韦10g，茯苓20g，山药20g，通草4g，龙骨30g，牡蛎20g，5剂水煎服。

二诊：服药后症状明显好转，因为细辛性温，归心肺肾经，可温肾散寒，使寒湿之邪散而气血流通快，白茅根入小肠经，在临床工作时，老百姓总把泌

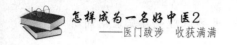

尿系感染说成是犯"小肠火"，这里用白茅根就是清小肠郁热，而减轻症状。如此，寒邪散而郁热清临床症状自然减轻。既然有效就再开5剂以加速病情痊愈。

处方：细辛15g，白茅根50g，甘草30g，桂枝10g，小蓟20g，石韦10g，茯苓20g，山药20g，通草4g，龙骨30g，牡蛎20g，5剂水煎服，药后痊愈，随访2年未复发。

解析：此方对于老年人的泌尿系感染症状，效果特别好，尤其适用于症状较重而辅助检查又没有异常的患者。临床应用好多例这样的患者收到非常好的疗效。细辛辛热归少阴肾经，膀胱与肾相表里，细辛善于疏散表里寒邪，且剂量与疗效成正比；白茅根清泄里热，与细辛寒热共用，同清表里实邪；甘草缓急止痛效果很好，也是剂量与效果直接相关，但是有糖尿病的患者一定要掌握好剂量，不可过大。茯苓、石韦、通草、桂枝均有利尿通淋的疗效；山药、龙骨、牡蛎收敛肾气，以防清泄过度伤及肾脏。

病案举例二

尹某 女 56岁 患泌尿系统感染2年多，反复发作，每次发作少则十天半月，多则数月不愈，并且间隔时间短，发作时感觉尿路刺激症状非常明显，牵引腰骶部酸痛，小腹抽痛感，每日排尿若干次，疼痛灼热非常难受，尿的颜色还是淡黄色的，真是痛苦异常。2年来反复服用三金片、石韦片、盐酸左氧氟沙星、银花泌炎灵等药。经常静脉输液氨苄西林、盐酸左氧氟沙星、替硝唑、头孢等抗生素，也吃过很多中草药就是疗效不明显。经人介绍来我院就诊，见其神色疲惫，面色晦暗黧黑，自述每日排尿几十次，尿量不多，滴沥灼热刺痛，每次排尿都是痛苦异常，如果强忍不尿就感觉尿裤子一般，没办法就要到厕所去排，排尿时牵引小腹拘急不舒，舌淡红，苔薄白，脉沉紧。

辨证：下焦虚寒，膀胱气化不利。

治法：补气升阳，利尿通淋。

处方：细辛20g，桂枝10g，白茅根100g，猪苓10g，石韦15g，甘草30g，生地黄30g，竹叶5g，车前子20g（包煎），通草4g，黄芪30g，3剂水煎服。

二诊：服药后第一天感觉小腹部有如鼎沸样、冒泡样反应，但是不感觉疼痛，三天后临床症状就消失了，这是药的温热之力与体内寒气相抵的表现，加大温热之药力和排泄体内湿热之邪气，就会使疾病速愈。

处方：细辛20g，桂枝10g，白茅根100g，猪苓10g，石韦15g，甘草30g，生地黄30g，竹叶5g，车前子20g（包煎），通草4g，黄芪30g，花椒10g，2剂水煎服，尽剂而愈，随访1年未复发。笔者治疗此类患者都是大剂量应用细辛，这个方子非常好用，最大剂量时可用到50g，细辛的剂量加大，甘草、白茅根的剂量也要随之加大，另外这里的甘草都要用生甘草，因为生甘草的通淋作用很好。临床使用多年并无什么不适，而且治疗效果强，服药时间短，愈后不易复发。

解析：该方用于临床后，确实解决了很多老年人的实际问题，尤其是女性老年患者。该病与肾阳虚损有关，故加黄芪温补肾阳。后来又有很多小孩子也有很多这样的毛病，笔者就试治于临床，结果效果也非常不错，就是剂量需要适当调整。最明显的是曾经治疗一位6岁女孩，反复发作6个月，输液若干次，时效时不效，最后这次是，白天总坐在马桶上不下来了，一下来就哭，说是还有尿。半年里大小医院去了若干，经历医生数十位，中药西药数不清，就是症状不见好转。家人急得像热锅上的蚂蚁，晚上困急了睡觉就好了。可能晚上被窝热乎症状就好了。

处方：附子5g，细辛5g，桂枝10g，白茅根30g，猪苓5g，石韦5g，甘草15g，生地黄10g，竹叶3g，车前子10g，通草3g，黄芪10g，3剂水煎服，服完即有效，5剂显效，10剂痊愈。

七、辨证运用火神派理论对进行性肌营养不良的治疗

进行性肌营养不良症是一组由遗传因素所致的原发性骨骼肌疾病，其临床主要表现为缓慢进行的肌肉萎缩，肌无力以及不同程度的运动障碍。这是一个在全球医学界都十分棘手的疾病，目前尚无可靠有效的治疗方法。其实，这和重症肌无力、硬皮病、硬肿症都有相似之处。火神派的理法方药也可以试用。笔者现在手里就有一名这样的患者，刘某，男，8岁，在北京301医院确诊为进行性肌营养不良症。患儿走路非常费劲，呈鸭步态，尤其是走上坡路时更加困难。家里人是万分焦急，但又无能为力。听说我治病好，就领着孩子来试一试。刻诊：患儿身体发育低于正常儿童，消瘦，面黄，食欲不佳，手足瘦削，舌淡白，苔白，脉弦细。

辨证：肾阳不足，气血不畅。

治法：温阳益气，活血通络，健脾补肾。

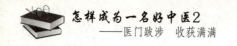

处方：附子10g，炙甘草30g，薏苡仁30g，白术20g，黄芪30g，天冬15g，桂枝10g，骨碎补10g，桃仁10g，山茱萸10g，细辛5g，防风10g，鸡血藤20g，通草4g，怀牛膝20g，金银花10g，10剂水煎服。

二诊：家属代述，患儿近几日走路看着比以前稳当了，原来上坡路，根本不能走，现在自己玩耍时可以往上坡走了。而且这次也把患儿又带来了，在诊室里走几个来回，看着真的比上次好很多。

处方：附子10g，炙甘草30g，薏苡仁30g，白术20g，黄芪30g，鸡血藤20g，天冬15g，桂枝10g，骨碎补10g，桃仁10g，山茱萸10g，细辛5g，防风10g，通草4g，怀牛膝20g，金银花10g，10剂水煎服。

三诊：患儿面色有红润含蓄的样子，食欲增长，大便干结，也一日一通，走路有力气了，并且原来的鸭子步态明显减轻，不两边晃动了，触摸小腿肌肉有硬实感，舌质红，苔薄白，脉细数。

处方：附子10g，炙甘草30g，薏苡仁30g，白术20g，黄芪30g，鸡血藤20g，天冬15g，桂枝10g，骨碎补10g，桃仁10g，山茱萸10g，细辛5g，防风10g，龙骨20g，怀牛膝20g，金银花10g，菟丝子10g，10剂水煎服。该患儿连服药50剂，虽未痊愈，但症状明显好转，现在仍在治疗之中，让我们期待他的康复吧。

解析：这个病属于中医学的痿证范畴，治疗起来是非常困难的，但是只要我们有信心，正规辨证，合理用药，还是可以向困难挑战的。方中附子大辛大热温暖真阳，鼓舞元气，壮旺气血为君药；炙甘草、黄芪、白术、薏苡仁补气健脾实肌肉；鸡血藤、桃仁、桂枝活血通络；天冬、菟丝子、骨碎补、山茱萸、牛膝填补精髓；防风、细辛疏散风邪；龙骨、金银花用为使药。共有温阳益气，活血通络，健脾补肾的功效。

八、辨证运用火神派理论治疗其他病案

1. 痉证病案

张某　男　41岁　半月前偶受风寒，鼻塞，流清涕，感觉四肢乏力，口服感冒药2天缓解。过1天后突然感觉四肢活动受限，双手颤抖，难以行走，走路时两只脚不知道往哪里迈步，难以自控，患者和家人都十分着急就到当地卫生院急诊，经治疗无效。2天后症状不见缓解，反而加重，就连坐起来都要靠家人搀扶！急忙去县医院检查，做了CT和相应的化验，可还没有看出什么病来，开了一些药，回家用了几天也不管事，又去了承德某医院，全面检查，就连磁共振也做了，一切都正常。可是患者不能走路是实实在在的呀？在别人的介绍下来我院治疗，看着厚厚的一叠检查单，感觉就没少花钱。患者面色憔悴，精神沮丧，行动全靠两个人搀扶，在诊室里也是两条腿不知往哪里迈，不能自己控制，真的是一步也走不了。说话还正常，而且感觉全身肌肤麻木，但是一过性的，一会儿就好，咽峡发红，口干较甚，轻微咳嗽，生理反射亢进，病理反射未引出，舌红苔薄白，脉浮紧。

辨证： *风中络脉。*

治法： 疏风通络，清热凉血，补肾强身。

处方： 麻黄10g，大青叶20g，天冬20g，黄芪50g，桂枝10g，白术30g，天麻10g，双钩30g，防风20g，羌活10g，独活10g，白芷10g，附子10g，细辛10g，熟地黄30g，龙骨30g，牡蛎30g，白芍30g，4剂水煎服，煎时加生姜5片、大枣5个为引子。患者服完2剂时，仍然没有效果，来电话询问，征求我的意见。我说实在不行，你就只好去北京看看吧。患者怕是挂不上号，问我有没有熟人，给挂号。我告诉患者家属明天来医院，我再详细告诉他。第2天，患者并没有来医院。又过了3天，上午患者和家属一起来到医院，不过这次是自己走进来的！据说，打完电话后，第2天就能走了，虽然不是太稳，自己扶着墙就能走了。患者一边说，一边比画着，那情形就像个孩子。家属也很高兴，患者讲述了症状，说还有点儿怕冷，查看患者已经没有风寒表证了，怕冷是阳虚之过。再变动一下方子。

处方： 麻黄10g，附子10g，细辛10g，白术30g，白芍30g，人参10g，炙甘草30g，防风20g，茯苓15g，羌活10g，独活10g，桂枝10g，白芷10g，龙骨30g，牡蛎30g，柴胡15g，4剂水煎服，仍加姜枣为引。谁知道第2天患者又发作了，症状和原来一样，家属来电咨询，笔者认为这是正气不足，风邪复中所致，没什么大事，应该继续服药，如果症状不改善再到北京等大医院确诊。家属同意后，继续用药。过几天再次来到医院里时说症状过了2天后就好了，因害怕反复要求再用药治疗。

处方： 麻黄10g，附子10g，细辛10g，白术30g，白芍30g，人参10g，炙甘草30g，防风20g，茯苓15g，羌活10g，独活10g，桂枝10g，白芷10g，龙骨30g，牡蛎30g，柴胡15g，4剂水煎服，仍加姜枣为引。又以大活络丹、甲钴胺善后，并让患者加强体质锻炼，随访1年未复发。

解析：此乃身体气虚，受大风袭络，扰乱气血运行而成风中络脉之痉证。《黄帝内经》云："正气内存，邪不可干。""……虽有大风苛毒，弗不能害……"说明人体正气对疾病发生的重要作用。这个患者就是体内阳气不足，正气不盛，感受大风伤害机体而病。治疗时注重提升阳气，以散风通络。方子以麻黄附子细辛汤温散表寒为主；人参、白术、炙甘草、补气升阳；白芍、防风、白芷、二活散风止痉；龙骨、牡蛎、柴胡可镇惊止痉。病情虽重，但投方及时，可免病情恶化。

2. 寒风入络，肝风内动病案

张某　男　32岁　患者9岁时，因患感冒，家里很穷，也没用药，2天后，给家里烧火做饭时，突然倒地，四肢抽搐，意识尚清，急得患者满脸大汗直流，就是起不来，患者的妈妈在场，吓坏了，不知所措。过了一会儿，在妈妈的搀扶下立起来了，就是走不了路，手脚都抽搐，双手腕弯着伸不直，十指强直不能屈曲，两个脚也不听使唤，身子向左边歪，神志是清楚的。这样有二十多分钟，症状逐渐减轻，患者困极，睡了一觉就好了。自此后，每遇感冒就发作，时间有长有短，极少数时也有不发作时，但是太少了。后来也去北京等地查过几次，并没有查出什么实质性疾病。反复治疗，中西药吃了很多也没什么效果。今天又因感冒而复发，来到医院时已经好了。看患者很瘦弱，面色萎黄，神气不足，平时少气懒言，四肢乏力，不感冒时也能干一些农活。舌质淡紫发青，舌苔白滑，脉关部弦紧，尺部向下仍有紧脉，寸部脉浮细弦。

辨证：寒风入络，肝风内动。

治法：散寒祛风，息风止惊，扶助阳气。

外方·麻黄20g，荆芥10g，防风20g，天麻15g，桂枝15g，白芍30g，天冬20g，黄芪30g，白芷15g，乌梢蛇10g，细辛10g，炙甘草30g，羌活10g，钩藤30g，白芥子10g，白僵蚕10g，龟甲15g，干姜10g，5剂水煎热服。服药后得微汗，身体轻爽，再服5剂，神清气旺。嘱患者以后每次感冒都要服用此方5剂，不到1年病就不会再犯了，果然不到1年病竟然好了。随访3年未复发。

解析：此患病程较久，属于伏邪为患，治疗就要抓住病机，强调祛邪与扶正并举，内外风邪俱除，才可无虞。麻黄、荆芥、防风、白芷、白芍、桂枝、羌活同搜外风；天麻、钩藤、乌梢蛇、白僵蚕、细辛、白芥子可搜内风；龟甲、炙甘草、干姜、黄芪扶助正气。如此表里内外强化气血，搜风止痉就可治愈。

3. 脾肾阳虚，寒湿内盛病案

王某　女　52岁　5年前劳累受热，汗出不止，为解热除汗而大量饮冷水，身体温度虽然降下来了，但是当时右侧腹部就疼痛并且拘挛，以致多年来一直反复发作右侧腹部冷痛，麻木感，胃脘胀满凉痛，手足冰凉，唾液都是清冷稀薄的，食欲一般，大便次数几乎为一日一次，但不成形，并常下不化食物，肠鸣音亢进，查舌质淡，苔薄白，脉沉细。患者经常感觉难受了就口服附子理中丸，已经有五六年的光景了，虽没有明显效果，但是严重时可以缓解一下。也曾经吃过很多中药，总不能取得满意疗效。

辨证：脾肾阳虚，寒湿内盛。

治法：温暖脾肾，散寒除湿。

处方：附子20g，细辛10g，大黄10g，桂枝10g，防风20g，半夏10g，薏苡仁30g，干姜10g，党参20g，黄芪30g，茯苓20g，当归10g，淫羊藿20g，炙甘草40g，益智仁10g，乌梢药10g，白芍20g，5剂水煎服。笔者临床实践证明，附子与半夏同用并没有什么毒性反应，临床时先以小量试用，后来逐渐加大剂量，直到正常用量，都是没有不良反应的。也曾做过肝肾功能检测，均未发现两者同用而有肝肾功能异常的情况。所以，临床治疗时不必太在乎二者的相反而发生的情况。

二诊：患者服药第一天就感觉恶心，呕吐，手脚发凉，并且腹泻如水，一日数次，先以为是附子中毒，待细问并没有出汗、颤抖等其他反应，也是按照笔者告诉他的方法煎药，这就不是附子中毒，而是属于寒气下泄引起，告诉患者不必担心，这样过几天，不用吃止泻药就会好的。果然两天后不药而泻止，腹部不胀了，疼痛也有所减轻，大便仍不成形。

处方：白术15g，附子20g，细辛10g，大黄5g，桂枝10g，防风20g，半夏10g，薏苡仁30g，干姜10g，党参20g，黄芪30g，茯苓20g，当归10g，淫羊藿20g，炙甘草40g，益智仁10g，乌药10g，白芍20g，10剂水煎服。

三诊：服药再无腹泻，便质匀称成条状，腹部疼痛好转，不敢进冷食或冷水，肚子有热感，并且很舒服，为巩固疗效再服中药。

处方：白术15g，附子20g，细辛10g，桂枝10g，防风20g，半夏10g，薏苡仁30g，干姜10g，党参20g，黄芪30g，茯苓20g，当归10g，淫羊藿20g，炙甘草40g，益智仁10g，乌药10g，白芍20g，10剂水煎服，之后以老蔻丸、补中益气丸善后，随访1年情况很好。

解析：寒湿之邪久居体内，伤阳耗气，致使脾肾阳气虚损，体内正气不足难以祛邪外出，所以病情反复，经久难愈。此方为大黄附子细辛汤荡涤肠胃冷积；乌药、干姜、淫羊藿、益智仁温肾散寒；党参、黄芪、茯苓、白术、炙甘草健脾温阳；全方温暖脾肾，散寒除湿可解除内外寒湿之邪而治愈旧疾寒邪而腹痛自愈。

4. 红斑狼疮病案

韩某　女　49岁　患系统性红斑狼疮12年，今年春季又因反复感冒复发。双手表现为皮色暗紫，皮纹减少而显得光亮，从手一直凉至肘部，双足颜色也是暗紫皮纹减少而光亮，前臂和小腿部的肌肉发硬，晨僵严重，怕冷畏风，头皮有大小不一的凹凸不等的丘疹和结节（这是由寒湿之邪聚积而成），这些丘疹和结节时常疼痛，有时按压可减小或消失。胃纳欠佳，乏力气短，心慌心悸，少气懒言，舌质淡红，苔薄白，脉沉细。尿常规：蛋白（＋＋＋），尿隐血（＋＋＋），现在正口服泼尼松一日一次，一次8片。也在别处用中药治疗，但是效果不好。

辨证：阳虚血瘀。

治法：温阳益气，活血通络。

处方：附子30g（先煎），桂枝10g，炙甘草40g，当归10g，细辛15g，防风15g，川芎15g，桃仁10g，红花10g，黄芪50g，淫羊藿15g，干姜10g，白术15g，薏苡仁30g，白芥子10g，生姜5片，大枣5枚为引，10剂水煎服。

二诊：服药后身体轻爽，食欲增长，肚腹有热感，晨僵明显减轻，手脚也有点发热的感觉，只是关节疼痛明显，脸部发痒，其余没啥变化，治疗上加祛风除湿止痒药。

处方：附子30g（先煎），桂枝10g，炙甘草40g，当归10g，细辛15g，防风20g，乌梢蛇10g，茯苓20g，川芎15g，桃仁10g，红花10g，黄芪50g，淫羊藿15g，干姜10g，白术15g，薏苡仁30g，白芥子10g，生姜5片，大枣5枚为引，10剂水煎服。

三诊：这次明显感觉头皮上的结节和丘疹小了也少了，关节疼痛减轻，手足皮色变得淡了，不那么光亮，晨僵明显好转，肌肉不再那么硬了。

处方：附子30g（先煎），桂枝10g，炙甘草40g，当归10g，细辛15g，防风20g，乌梢蛇10g，茯苓20g，川芎15g，桃仁10g，红花10g，黄芪50g，淫羊藿15g，干姜10g，白术15g，薏苡仁30g，白芥子10g，生姜5片，大枣5枚为引，10

剂水煎服。

四诊： 今天，患者带来了县医院的尿液化验单，蛋白（＋＋），隐血（＋）。而且精神也很好，现在特能吃，关节还是有时疼痛，别的感觉确实好多了。

处方： 附子20g（先煎），桂枝10g，炙甘草30g，当归10g，防风20g，乌梢蛇10g，茯苓20g，川芎15g，桃仁10g，丹参10g，黄芪50g，淫羊藿15g，干姜10g，白术15g，薏苡仁30g，白芥子10g，生姜5片，大枣5枚为引，10剂水煎服。

五诊： 用药后，患者不感觉手脚是凉的了，不怕风了，关键是头皮上的突起丘疹平整了，关节肌肉不再是那种条索状的硬化了，柔软了许多，晨僵现象也好了。嘱其注意防止感冒，多加锻炼，防止抵抗能力下降，而使病情复发，再服药10剂以巩固疗效。

处方： 附子20g（先煎），桂枝10g，炙甘草30g，党参20g，当归10g，防风20g，茯苓20g，川芎15g，桃仁10g，丹参10g，黄芪50g，淫羊藿15g，干姜10g，白术15g，薏苡仁30g，白芥子10g，生姜5片，大枣5枚为引，10剂水煎服。就这样，患者的临床症状几乎消失，有了这样的经验，即使以后复发了也有了治疗的经验了。

5. 腮腺肿物病案

李某 女 74岁 糖尿病病史20余年 这位老人脾气火爆，稍不顺意就会大发雷霆，子嗣又多，大小孩子若干，不听话的很多，所以是经常生气，肝郁痰凝日积月累引起左侧腮腺肿痛，后来肿胀明显，按之较硬，服用过加味逍遥丸、桂枝茯苓丸等药物也不见效。又以为是发炎了，输了十多天抗生素还是没有效果，老人以为肯定是得了癌症了，虽然心里害怕但又不甘心，就到北京301医院检查，排除了腮腺肿瘤的诊断。但是应用各种药物治疗无果，手术指征又不具备的情况下，只好选择中药治疗。

辨证： 肝气郁结。

治法： 疏肝解郁，软坚散结，通络止痛。

处方： 采纳李可老先生的办法，以夏枯草200g煎水，煮下方药物，组成：牡蛎40g，青皮10g，三棱10g，莪术10g，桃仁20g，茯苓20g，香附10g，柴胡10g，全蝎4g，牛蒡子15g，浙贝母10g，金银花10g，连翘10g，皂角刺30g，当归10g，半夏20g，白芥子10g，白僵蚕10g，5剂一个疗程。该方应用20余剂，效果一般，后来配合小金丸，仍然没有多大改观。患者血糖一直很高，口干渴，舌苔几乎没有，舌质干红无津液用手指触摸无津液。这时想到了李可老师曾经应用附子治疗口干无苔的病例，决定在解郁散结中加温阳生津的办法。

处方：附子10g，知母10g，天冬20g，牡蛎40g，青皮10g，三棱10g，莪术10g，桃仁20g，香附10g，柴胡10g，全蝎4g，牛蒡子15g，金银花10g，连翘10g，皂角刺30g，当归10g，半夏20g，白芥子10g，白僵蚕10g，10剂水煎服。这样改动治疗方案后患者的口干症状竟然逐渐好转，腮腺肿痛也渐渐消退。前后共服60余剂，口干减轻，舌质红有津液了，舌苔依然少得可怜，腮腺肿胀处逐渐平整，但是包块总不消失，最后也有一小块下不去了，但不疼痛，这就是气血郁滞造成的病理产物，永远也不会完全消失的。虽然花费了一些时间和财力，毕竟去除了大患，患者还是很高兴。

解析：之前用药偏重于疏肝解郁，软坚散结，通络止痛的方法，效果平平，后来应用火神派的温阳法不但不耗伤阴液反而能生发阴精，使将竭之肝肾阴精得以生化，这才是治病的高明之处。

6. 寒湿侵肾证病案

崔某　男　48岁　某日因与朋友聚会，贪杯大醉，回家路上想靠树小睡解酒，结果一睡就是2个小时左右，后被家人电话叫醒，发现自己竟然倒在地上睡着了。时值深秋，虽不太冷，也有寒气，回家3天后感觉小腹坠胀疼痛，小便不利，连及阴部、腰胯部都有疼痛感觉，以后越来疼痛越重，并且腰部四周都痛，必须以手用力按压耻骨联合处，腰腹部疼痛才能减轻，过一会儿就会有气从小便喷出，疼痛就明显好转了。开始时到村医那里吃了一些热药如：附子理中丸、良附丸、茴香橘核丸、山莨菪碱片等，有所缓解但过了几天就不管用了。症状突出，明显难受，在当地医院检查B超等又没有什么事儿，听别人介绍来我院治疗，据其介绍属于寒湿侵肾证，当属寒湿之气客于膀胱，腰腹，导致膀胱气化不利，腰腹部寒湿阻滞阳气不伸而腰腹疼痛，寒湿之气客居膀胱阻碍气化而疼痛并感觉从小便排出气体。

辨证：寒湿阻滞。

治法：温肾散寒，利尿通淋。

处方：附子15g，干姜10g，川楝子15g，荔枝核15g，细辛10g，炙甘草30g，桂枝10g，乌药10g，茯苓30g，通草4g，白芍30g，川芎10g，淫羊藿15g，防风15g，5剂水煎服。

二诊：药效非常好，第1剂就有明显感觉，服完第1剂时，腹中雷鸣贲响，排出若干气体，肚子里串痛，5剂用完感觉腰腹部舒服多了，小便也痛快了，为了巩固疗效，又以十香止痛丸和茴香橘核丸善后。

解析：此乃寒湿之邪阻滞，腹气不通故而肠鸣贲响，阳气受阻，寒湿侵蚀则腰腹疼痛，附子、干姜、细辛温阳散寒为君；川楝子、荔枝核、桂枝、乌药、淫羊藿温肾散寒除下焦湿邪；茯苓、通草、川芎、防风等利尿通淋，全方温肾散寒，利尿通淋使寒湿去，阳气复而病愈。

7. 太阳蓄水症病案

马某　女　53岁　源于沐浴后受寒感冒，鼻塞，流涕，喷嚏，浑身酸楚不适2天，以为感冒了就在第二天晚上自己服用感冒胶囊，并盖被子睡着了，到了凌晨3点钟时，突然感觉口渴，就醒了，当时全身出了很多很多的汗，把被子都给浸湿了，内衣内裤全都湿透了。没敢出被窝，叫家属弄来热水，喝了好几杯，又感觉心慌，心悸，气短，小腹胀满难受，过了一会儿又睡着了。5点时，感觉小腹更加胀满，感觉有尿，却排不出来，蹲了半天只是稀稀拉拉地尿了一点，排尿时还没有什么感觉，就像失去知觉似的，这样一直到6点了，才排完尿。早饭也没胃口，就没有吃，头还晕晕乎乎的，就像稀里糊涂似的，不知道东南西北。身上感觉特别乏力，心烦不安，恶心欲吐。上午来我院就诊，细述病情，查体温、脉搏、呼吸、血压均在正常范围。这时患者又感觉小腹胀满，触诊见其小腹膨隆，又有尿潴留于内。想到了太阳蓄水证，此乃风寒袭表，外邪乘势入里，膀胱气化不利，水道失调，水蓄于内而为病。但是患者出汗过多伤阴，阴血不足，心神失养而致神志欠佳。

辨证：风寒外袭，膀胱气化不利，水蓄下焦。

治法：解表散寒，温阳化气利水。

处方：麻黄6g，桂枝10g，细辛10g，白术20g，泽泻15g，茯苓30g，猪苓10g，白芍15g，半夏10g，荆芥10g，白茅根50g，黄芪50g，党参20g，麦冬20g，生地黄30g，3剂水煎服。服药后，小便得利，表实也解，诸症悉除。

解析：汗家应慎用麻黄，所以剂量不可过大。

8. 慢性咽炎病案

李某　女　52岁　5个月前因感冒未愈复和他人生气引起咽部干燥疼痛，颈部胀满，头晕，面部烘热，当时村医给予金莲花颗粒、莲芝消炎片、利咽解毒颗粒等药无效。到县医院五官科就诊，诊断为急性咽炎，静脉滴注头孢等抗

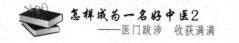

生素一周，还是没有效果。并且感觉满口干燥疼痛，舌苔薄黄干燥，不敢多说话，超过十句话即感心慌气短，头晕脑涨，甚至要出汗，非常痛苦，虽更医数人而无效。今早来找院就医，看其面色红赤，急性面容，伸舌红赤，瘦而干，舌苔薄黄燥而干，叙述病情时也尽量少说话，害怕说多了难受。

辨证：表寒未解，邪热入里，肺肾阴虚。

治法：散寒解表，滋养阴津，豁痰解郁，降气散结。

处方：荆芥10g，白芍15g，白术15g，沉香4g，石斛10g，白僵蚕10g，天冬20g，沙参15g，玄参30g，桃仁10g，附子10g，知母10g，射干10g，黄精20g，枸杞子15g，牡蛎30g，佛手10g，牛蒡子15g，柴胡10g，5剂水煎服。

二诊：5剂后感觉咽部凉爽，干痛减轻，还是不敢多说话，舌红苔黄，并有润泽，脉弦细数。

处方：荆芥10g，白芍15g，白术15g，沉香4g，石斛15g，茯苓15g，白僵蚕10g，天冬20g，沙参15g，玄参30g，桃仁10g，附子6g，知母10g，射干10g，黄精20g，枸杞子15g，牡蛎30g，佛手10g，牛蒡子15g，柴胡10g，5剂水煎服。

三诊：咽部感觉不太干燥了，颈部胀感也轻，食欲增长，心中微烦，继续进上药方十余剂，症状明显好转并痊愈，随访一年未复发。

解析：此方乃扶正解表并用，方子看着似乎寒热虚实杂乱无章，其实是暗藏玄机，滋阴助阳，解表散寒。荆芥、白芍、柴胡解表散寒；石斛、天冬、沙参、玄参、知母、黄精、枸杞子、牡蛎滋阴降火；沉香、佛手、牛蒡子、桃仁解郁利咽；附子在众多滋阴药中有生化之功。全方散寒解表，滋养阴液，豁痰解郁，降气散结故能治愈。

9. 心肾气虚汗症病案

陈某 女 66岁 一个月来经常心跳，心悸，汗出如洗，汗液似水，甚至涓涓如流，活动后乏力，气短，少寐，经常被噩梦惊醒，先是在村卫生室以神经衰弱治疗，给予柏子养心丸、谷维素、安神补脑液等药治疗一周，疗效欠佳。后来在镇卫生院按照心肌缺血静脉输注复方丹参等10天，仍不见效。这几天症状加重，心慌气短严重，出汗更多，稍微活动就满身出汗，张口抬肩也觉得气不够用，今日来我院就诊，见其面色苍白，神疲短气，动则加剧，汗出如洗，心烦失眠，舌淡红少苔，脉细数。

辨证：心肾气阴两虚。

治法： 养心益气，敛阴止汗，兼以温阳。

处方： 赭石60g，百合20g，五味子10g，麦冬10g，茯苓30g，人参10g，炙甘草30g，龙骨50g，牡蛎30g，柏子仁10g，远志10g，麦冬10g，山茱萸20g，白术20g，黄芪50g，附子10g，桂枝10g，5剂水煎服。

二诊： 服药后，出汗明显少了，气短也较以前好转，活动后仍喘促加重，脸色还是发白，睡眠较为安稳，治疗用纳气平喘的方法。

处方： 磁石30g，百合20g，五味子10g，麦冬10g，茯苓30g，人参10g，炙甘草30g，龙骨50g，牡蛎30g，柏子仁10g，远志10g，麦冬10g，山茱萸20g，山药30g，白术20g，黄芪50g，附子10g，桂枝10g，5剂水煎服。

三诊： 睡眠明显好转，气短乏力也减轻，出汗时也是细小汗珠了，不再往下流了，食欲大增，神清气爽，说话有力，舌质红，苔白，脉象有力。为巩固疗效再服5剂。

处方： 磁石30g，百合20g，五味子10g，麦冬10g，茯苓30g，人参10g，炙甘草30g，龙骨50g，牡蛎30g，柏子仁10g，远志10g，麦冬10g，山茱萸20g，山药30g，白术20g，黄芪50g，附子10g，桂枝10g，5剂水煎服。药后症状消失，体力恢复如没病的感觉，随访一年，身体一直很好。

解析： 大凡出汗日久的患者，因为汗出过多气随津泄，阳随气失，都会出现伤阳。所以治疗这类患者都要想到扶阳为主。一众益气养阴，收敛固涩的药物对于普通汗症或许有效，但对于出汗日久或重症则力不从心，必须加扶阳药才能得心应手。前几日，笔者又遇一出汗十余年治疗无效而放弃治疗的患者，每日阵发性出汗，汗出如洗，夜间盗汗，被褥均能湿透，治疗数年无效而放弃，经过调理一月，顽症已愈。

10. 上热下寒病案

高某　女　48岁　近一年来几乎天天双下肢冷痛，即使是三伏天也要穿得特别厚，甚至想穿棉衣！而头面部却总是上火，眼目干涩，咽喉时常发红疼痛，尤其是口腔溃疡，总是反复发作，吃药效果不好。上半身穿衣也同常人一般，夏天甚至就穿个条式背心就可以。一个人就像两个季节似的，非常痛苦。尤其是天气阴冷或者有风时更加严重，稍一着凉，则筋骨疼痛异常，寒彻骨髓。虽服药若干，疗效欠佳，来我院就诊时，心里也怀疑她的病是否还能治疗。根据患者叙述，感觉肯定和坐月子或者和小产有关。经询问得知，患者四年前夏末秋初时，曾经有过怀孕35天服用堕胎药的情况，因为时间短也没当作

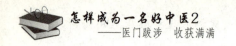

一回事，出血5天，干净后就继续做农活。查舌看脉也是寒湿过盛的情况。

辨证：上热下寒。

治法：散寒除湿，温经通痹。

处方：附子20g（先煎），麻黄10g，细辛10g，炙甘草40g，防风20g，当归10g，鸡血藤20g，白术30g，白芍20g，黄芪30g，桂枝10g，薏苡仁30g，骨碎补15g，胡黄连10g，白僵蚕10g，5剂水煎服。此所谓的上焦火其实也是阴火上乘而起，身体的免疫力下降引起。

二诊：关节疼痛有所减轻，触之仍湿冷，双下肢凹陷性水肿，服药并不出汗，口腔出现小溃疡，并感觉咽干口燥，可能热药较多，本身上焦无寒，服热药则阳盛上行而口舌生疮，需要调整药方，以引上焦心经君火之热入下焦肾水之经，使上焦之火温暖下焦寒湿之气。

处方：怀牛膝20g，附子20g（先煎），麻黄10g，细辛10g，炙甘草40g，防风20g，当归10g，鸡血藤20g，白术30g，白芍20g，黄芪30g，桑枝20g，薏苡仁30g，骨碎补15g，胡黄连10g，白僵蚕10g，白芷10g，5剂水煎服。

三诊：服药后小便颜色黄赤，但没有泌尿系感染症状，考虑为体内郁久之湿气从小便而解，处方再加车前子、萆薢渗湿除痹。

处方：怀牛膝20g，附子20g（先煎），麻黄10g，细辛10g，炙甘草40g，防风20g，车前子20g（包煎），萆薢15g，白术30g，白芍20g，黄芪30g，桂枝10g，薏苡仁30g，骨碎补15g，白僵蚕10g，胡黄连10g，白芷10g，5剂水煎服。

四诊：关节已经不那么疼痛了，虽然还有些怕冷，但是能穿薄衣服了。

处方：怀牛膝20g，附子20g（先煎），麻黄10g，细辛10g，炙甘草40g，防风20g，车前子20g（包煎），萆薢15g，白术30g，白芍20g，黄芪30g，桂枝10g，薏苡仁30g，骨碎补15g，胡黄连10g，白芷10g，白僵蚕10g，5剂水煎服。因为有效，嘱患者再连服一个月，以使寒湿之邪尽去。随访2年生活如常人了。

解析：该患着实属于上热下寒的典型，就连穿衣都明显是两个季节，原本想用引热下行的方法，只因患者病情突出，引热的药力量太小，不足以治疗这么典型而严重的病例。方中麻黄、附子、细辛温里解表，加牛膝引药下行，使温热之力下行以暖下焦，祛寒湿；胡黄连、白芷清上焦虚热，受牛膝引药下行之力把上焦过盛之火调到下焦。但患者以寒湿过盛为主，所以用药还是偏热居多，以分清主次。

11. 慢性疱疹性咽炎病案

王某　女　41岁　患者经常无诱因感觉咽部不适，有时疼痛，并有滤泡，反复发作，吃一些治疗咽炎的药，有时管用，有时不管用，但常常反复，已经有二年多了，用了好多药就是没有效果，患者拿出以前的处方给我看，大多数是凉血清热的药物。看患者面色晦暗，疲倦乏力，又自述腰膝酸软，失眠多梦，舌暗红，苔薄白，脉沉细。综合来看本病属于本虚标实，单纯地凉血清热是不能解决问题的，必须要填精补髓，泄实补虚，才能彻底改变患者的病理，而使其康复。

辨证：阴虚火旺。

治法：滋补肝肾，清热解毒。

处方：附子10g，天冬20g，木蝴蝶10g，白僵蚕10g，牛蒡子10g，石斛10g，麦冬10g，全蝎4g，甘草10g，玄参30g，生地黄30g，金银花15g，黄精20g，枸杞子15g，桃仁10g，5剂水煎服。本方扶助阳气，滋补肾精与清热解毒并用，可谓标本兼治。

二诊：服药后，咽部干痛症状即有减轻，滤泡还是很多，伴腰酸腿软，白带清稀，旋冒耳鸣，此肾虚症候，继续服药。

处方：附子6g，天冬20g，木蝴蝶10g，白僵蚕10g，牛蒡子10g，大青叶15g，石斛15g，麦冬10g，全蝎4g，甘草10g，玄参20g，生地黄30g，金银花15g，黄精20g，枸杞子15g，桃仁10g，5剂水煎服。

三诊：滤泡减少，咽部发痒，咳嗽，稍进辛辣食物则咽部干涩不爽，腰酸腿软症状减轻，白带量减少，继续服用中药。

处方：附子6g，天冬20g，木蝴蝶10g，白僵蚕10g，牛蒡子10g，大青叶15g，石斛15g，麦冬10g，全蝎4g，甘草10g，玄参20g，生地黄30g，金银花15g，黄精20g，枸杞子15g，桃仁10g，5剂水煎服。前后共服药30余剂之后咽部再无疼痛、干痒等症状。随访2年未见复发。

解析：虽然患者以咽喉肿痛为主诉，但肿胀并不明显，并且常常反复发作，肾阴虚弱症状又常伴发生，为求彻底治疗，必须抓住主要原因，遣药组方才能取得好的疗效，甚至根除疾病。方中木蝴蝶、白僵蚕、牛蒡子、大青叶、金银花、生地黄、玄参等都是滋阴清热治疗标实的；石斛、麦冬、天冬黄精、枸杞子都是滋阴补肾治疗本虚的，标实得清，本虚得补，身体素质强悍，正气十足，疾病就不会反复。

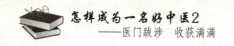

12. 过敏性哮喘病案

侯某　女　21岁　记得那天不知什么原因突然喉痒，咳嗽，胸闷气急，喘憋，随即全身出汗，汗出如洗，脸色发青，四末微紫，瘫软在地，神志随即模糊，因为家里离县医院较近，由家人背到县医院急诊。经过抗过敏性休克治疗好转，只是不知道什么原因引起，第二天到承德某医院检查并住院治疗。也没有真正查出什么原因过敏，只是高度怀疑花粉过敏，住院两周后好转出院，但是每天依然咳嗽，喘憋，多汗，乏力，心跳快（120次/分钟），还非常爱感冒，每天还要口服抗过敏药物。听人说中药可以调理治疗，就来到我院就诊。刻诊：急性病容，面色苍白，活动后即感气短，心慌乏力，咳嗽频频，声音清脆，极少有痰，三凹征可见，听诊哮鸣音，时时汗出，食欲不振，精神萎靡，舌淡青，苔薄白，脉虚细。

辨证：肺气不足，风寒束肺。

治法：宣肺止咳，益肺平喘。

处方：麻黄6g，杏仁10g，细辛10g，射干15g，炙甘草20g，地龙15g，黄芪50g，人参10g，龙骨30g，牡蛎30g，五味子20g，麦冬10g，沉香4g，百合20g，荆芥10g，防风10g，山药30g，5剂水煎服，配合阿替洛尔50mg，一日二次，以缓慢心律。

二诊：心率78次/分钟，咳嗽减轻，自汗量少了，活动时气短也有好转，听诊仍有哮鸣音，舌质仍有青色，苔薄白，脉虚细。

处方：沙参10g，半夏10g，麻黄6g，杏仁10g，细辛10g，射干15g，炙甘草20g，地龙15g，黄芪50g，人参10g，龙骨30g，牡蛎30g，五味子20g，麦冬10g，沉香4g，百合20g，荆芥10g，防风10g，山药30g，5剂水煎服。

三诊：心率81次/分钟，咳嗽好转，可咳出少量白色泡沫痰，喘憋明显减轻，脸色也比以前好看些，已经不出汗了，舌质色红，苔薄白，脉洪数。

处方：沙参10g，半夏10g，麻黄6g，杏仁10g，细辛10g，射干15g，炙甘草20g，地龙15g，黄芪50g，人参10g，龙骨30g，牡蛎30g，五味子20g，麦冬10g，沉香4g，百合20g，荆芥10g，山茱萸15g，山药30g，5剂水煎服。

四诊：患者可以到室外活动了，身体素质明显恢复，嘱其进行肺功能锻炼，再服用养肺的药物。

处方：沙参10g，天冬20g，麻黄6g，杏仁10g，细辛10g，射干15g，炙甘草20g，牛蒡子15g，黄芪50g，人参10g，龙骨30g，牡蛎30g，五味子10g，麦冬10g，沉香4g，百合20g，白术10g，山茱萸15g，山药30g，10剂水煎服。症状已经微乎其微，可以正常生活了，又以利肺片、返魂草颗粒善后。随访2年，情况一直很好。

解析： 这也是标实为主，正气也虚的病例。方中以沙参、天冬、黄芪、人参、五味子、麦冬、百合、山茱萸、山药为补虚扶正；麻黄、杏仁、细辛、射干、牛蒡子化痰平喘；龙骨、牡蛎、人参、沉香敛肺平喘，全方宣肺止咳，益肺平喘，对于肺气不宣的喘证有明显疗效。

13. 产后身痛病案

冯某　女　33岁　河北唐山人，一年前生小孩儿，坐月子时，因为天气炎热，无法忍受酷暑，平时家人都不让吹电扇或空调。有一天自己在家时，实在酷暑难耐，乘家人不在，患者擅自打开空调取冷，为了不生病还刻意躲着风向，也就20分钟，感觉身上凉了就停了。第二天便引起下肢冷痛，拘急不适，伴有浑身酸楚不舒。本以为过两天就会没事，想瞒着家人，可是一天天总是难受。没办法只好实话实说。那时已经出满月了，就到当地医院治疗。服药数月疗效欠佳，因有亲戚是这里人，介绍来我院治疗。刻诊：面色苍白无华，精神状态较好，双下肢冷痛，无汗，活动不利，有时感觉咯嘣直响，舌淡苔白，脉沉紧。

辨证： 寒湿阻滞，闭阻经络。

治法： 温通经络，祛寒除湿。

处方： 川乌10g，炙甘草40g，防风20g，细辛10g，桂枝10g，当归10g，黄芪30g，麻黄10g，荆芥10g，薏苡仁30g，白芷10g，乌梢蛇10g，片姜黄10g，独活10g，羌活10g，10剂水煎服。

二诊： 服药后，感觉双下肢有热感，不特别凉了，活动过度时还有少量汗出，全身感觉灵活了，唯有腰部凉感，在原方的基础上加壮阳健肾的药物。

处方： 川乌10g，炙甘草40g，防风20g，细辛10g，桂枝10g，当归10g，黄芪30g，麻黄10g，荆芥10g，薏苡仁30g，白芷10g，乌梢蛇10g，片姜黄10g，独活10g，羌活10g，菟丝子20g，淫羊藿20g，枸杞子20g，水煎服，再服10剂。

三诊： 这几天，关节疼痛明显减轻，只是怕冷，按法再服。

处方： 川乌10g，炙甘草30g，防风20g，细辛10g，桂枝10g，当归10g，黄芪30g，麻黄10g，薏苡仁30g，白芷10g，乌梢蛇10g，独活10g，羌活10g，淫羊藿15g，枸杞子15g，菟丝子20g，10剂水煎服。

服完这次药后全身都感觉舒服了，也不想多吃药，就嘱其明年孩子生日的

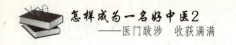

时候，无论有没有症状都要再坚持服药5～10剂，以除根，现在开一些成药巩固疗效，如：附桂骨痛胶囊、参桂再造丸、小活络丸等。

解析： 寒湿痹症治疗必须温阳散寒，方中川乌、桂枝、细辛、麻黄补火助阳，散寒止痛；黄芪、当归、防风、独活、羌活、白芷、乌梢蛇散风通络；淫羊藿、枸杞子、菟丝子补肾助阳，全方温通经络，祛寒除湿。治疗风寒湿痹疗效显著。

14. 寒湿痹证病案

李某 女 35岁 怕冷，后背凉，四肢关节疼痛已经三年了，曾在北京、承德等地治疗疗效不显，服用中药若干剂，西药多种仍无效。患者自述，因三年前有一次感冒后，就感觉浑身发凉，随后关节疼痛，害怕见风。就吃药治疗，一个月后没有效果，就到承德市某医院找了一个很权威的老中医用药，开始有效，后来坚持用药2个月无效，就又去了北京301医院。在那里治疗一段时间疗效还是不如意，也曾在网上查中药方治疗也没见什么效果。

辨证： 寒湿阻滞，阳气不足。

治法： 温阳益气，散寒止痛。

处方： 附子20g（先煎），骨碎补15g，葛根30g，薏苡仁40g，白术20g，防风20g，炙甘草40g，桂枝10g，淫羊藿20g，菟丝子20g，当归15g，细辛10g，羌活10g，黄芪50g，桃仁10g，10剂水煎服。

二诊： 这样的药方患者服用后仍然感觉身体冷，后背疼痛，就把附子加大剂量。

处方： 附子30g（先煎），骨碎补15g，葛根30g，薏苡仁40g，白术20g，防风20g，炙甘草40g，桂枝10g，淫羊藿20g，菟丝子20g，当归15g，细辛10g，羌活10g，黄芪50g，桃仁10g，麻黄10g，10剂水煎服。

三诊： 服药后，患者后背不那么冷了，但是怕风明显，明显属于气虚病症。

处方： 附子30g（先煎），党参30g，骨碎补15g，葛根30g，薏苡仁40g，白术20g，防风20g，炙甘草40g，桂枝10g，淫羊藿20g，菟丝子20g，当归15g，细辛10g，羌活10g，黄芪50g，桃仁10g，麻黄5g，10剂水煎服。前后共服药60余剂症状消退明显，仍未治愈，后以小活络丸和补中益气丸善后。

解析： 阳气不足难以抵御外感寒湿之邪而为病，附子、细辛、麻黄温里解表散寒；骨碎补、桂枝、淫羊藿、黄芪补气升阳；菟丝子、党参补肾祛湿。

15．寒湿痹证病案

于某　男　84岁　3个月来不明原因引起双侧上肢自肘关节以下麻木疼痛，发作时为一过性，历时几秒钟，每隔一段时间发作一次，间隔的时间不定，有时几分钟，有时半小时左右，并且每天都发作，疼痛部位为左手肘关节至示指末端，右面肘关节至小拇指和环指末端。疼痛程度虽然不重，但是每天总不得舒服，感觉很烦恼。也曾做过多次检查，CT啦、经颅多普勒啦等也查不出什么事。3个月未间断治疗，时轻时重，总不能痊愈。经人介绍来我院治疗，根据患者介绍情况，询问是否近期吹过空调或者电风扇什么的，患者回忆说，有一次夜间吹电风扇时，不知不觉睡着了，但是当时并没有什么不适，而是过了大约一周以后才有症状的。现在，除了麻木疼痛外，还感觉冷飕飕的。

辨证： *风寒湿邪，闭阻经络。*

治法： 祛风除湿，通络散寒。

处方： 桂枝10g，细辛10g，白术30g，白芍20g，桑枝30g，当归15g，穿山龙20g，乳香5g，没药5g，黄芪30g，防风10g，乌梢蛇10g，通草4g，骨碎补15g，麻黄10g，5剂水煎服。

二诊： 用药后疼痛间隔时间延长了，每隔2～3个小时发作一次，疼痛也有所减轻，还是有些凉飕飕的感觉，继续服用原来的方子并进行加减。

处方： 白芷10g，蜂房4g，桂枝10g，细辛10g，白术30g，白芍20g，桑枝30g，当归15g，穿山龙20g，乳香5g，没药5g，黄芪30g，防风10g，乌梢蛇10g，川芎10g，骨碎补15g，麻黄10g，5剂水煎服。

三诊： 第二次的方子服完后症状比原来好多了，每天偶尔有一些不适，就是感觉麻木，也是一阵一阵的。

处方： 白芷10g，蜂房4g，桂枝10g，细辛10g，白术30g，白芍20g，桑枝30g，当归15g，穿地龙20g，乳香5g，没药5g，黄芪30g，防风10g，羌活10g，骨碎补15g，麻黄10g，5剂水煎服。

四诊： 这回可以说是一点症状都没有了，就开了一些维生素B_1、维生素B_{12}和小活络丸进行善后。

解析： 寒湿侵入人体，势必造成关节疼痛等症，治疗应该温肾散寒，祛寒除湿，方中白芷、桂枝、细辛温经散寒；当归、白芍、防风、羌活除湿止痛；桑枝、骨碎补温肾助阳；乳香、没药、蜂房、穿山龙活血痛经止痛，全方祛风除湿，通络散寒标本兼治。

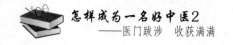

16. 顽固性慢性咽炎病案（肾阳虚型）

何某 男 65岁 主要因为咽喉干痛，发痒，咳嗽2年余就诊。初起时只是夜间阵发性咳嗽，咽痒，干涩，后来白天晚上都咳嗽，只要咳嗽起来就停不下，直到咳出眼泪或者有少量痰液才止。服用中西药物若干俱无效果。后来又在当地卫生院静脉输注抗生素，地塞米松雾化吸入等方法治疗也无济于事，十分痛苦。每次发作都是咳嗽频频难以自止，连声数十下，咳则头晕脑涨，非得咳出少许痰涎而止，之后咽部干痛不舒。患者先后做两次喉镜，查见咽部发白，无结节水肿等变化。刻诊：面色㿠白，手足凉，腰膝酸软，头眩，口干，右耳蝉鸣，舌色淡白，苔白滑，脉象沉细。一派阳虚体征，以前的医生都是按照慢性咽炎治疗的，也都是按阴虚用药。服药不效，患者就去找下一个医生，结果还是按阴虚治疗，2年来效果不佳，也不足为奇。今又来我院就诊，笔者以阳虚论治，大大出乎患者意料。处方时患者也是开始就说，这药用过，那药用过，最后我也是开了"附子"，他就说这个没吃过。

辨证：阴阳两虚，咽喉不利。

治法：滋阴助阳，利咽止咳。

处方：白僵蚕10g，沙参10g，麦冬10g，天冬15g，杏仁10g，牡蛎30g，玄参30g，知母10g，百合20g，石斛10g，百部10g，牛蒡子10g，女贞子15g，墨旱莲15g，枸杞子15g，熟地黄30g，黄芪30g，附子20g（先煎），水煎服，5剂一个疗程。附子先煎1小时，再和其他药物同煎。

二诊：服药后，患者感觉嗓子干痒症状稍有减轻，咳嗽依旧，因为患者病程时间较长，服药时间短了肯定没有太好的效果，当时笔者和患者讲："你这一冬天不用干别的了，只要把这个病治好就是功劳了。"患者也深知，他自己的病每年都犯，每年都治，就是不能根治。

处方：白僵蚕10g，沙参10g，麦冬10g，天冬15g，杏仁10g，牡蛎30g，玄参30g，知母10g，百合20g，石斛10g，百部10g，牛蒡子10g，女贞子15g，墨旱莲15g，枸杞子15g，熟地黄30g，黄芪30g，附子20g（先煎），10剂水煎服。方中虽有大辛大热的20克附子，但是，并没有出现上火等阳热反应，因为有那么多滋阴药呢。

三诊：咳嗽和咽干、咽痒明显好转了。说话的声音也好了许多，咽部感觉舒服多了，有时候还是阵发性咳嗽、喉痒，气短，痰为絮状，不易咳出，舌淡白发干，苔少，脉虚细。

处方：附子20g（先煎），沙参10g，麦冬10g，天冬15g，牛蒡子15g，当归

15g，木蝴蝶10g，白僵蚕10g，石斛10g，知母10g，射干10g，金莲花15g，熟地黄30g，黄精20g，杏仁10g，5剂水煎服。

四诊：患者症状已经明显好转，每天也就是咳嗽一声两声的了，咽部感觉不再痒了，说话声音也有磁性了，面色黑红，身体轻爽，耳鸣也明显好了，舌淡红，苔薄白，脉象从容。根据原方共服用40剂症状消失，随访1年症状未再复发。

解析：该患患病初期实属肺肾阴虚，但迁延日久，阴液暗耗，阴损及阳，致阴阳俱损，前医只注重滋阴清火，使阳气损伤更重，所以治疗就应在滋养阴津的同时，加补火助阳的附子，也是取前贤"善补阳者，必于阴中求阳；善补阴者，必于阳中求阴"之意。治疗疾病的关键是治法，也就是方向，有了良好的治法，方子迎刃而出。

17．跌仆损伤病案

单某　女　61岁　1年前，由于自己走路时不小心突然滑倒，跌坐地上，因为摔得比较重，十多分钟才能站起来。当时感觉尾骨钻心般疼痛，两条大腿麻木发沉，其他还没有什么不适，又因为家里经济状态不强，也没用药。后来逐渐感觉大小便下坠，每天除了干点活的时间，就总是往厕所里跑，实际大小便的量和以前一样。过了两个月后，大小便下坠感更加明显，时时感觉有小便就要排出来了，赶紧往厕所跑，去了又没啥事；有时又感觉大便来了，还挺急，就得放下手里的活计，到厕所也是或有或无，不但特别难受，还耽误事。就在家门口找个医生给开点药，效果当然不好。于是四处求医，治了1年多也没疗效，其中服用补中益气汤、升陷汤等较多。刻诊：面色黯黑，目眶凹陷，皮肤干，明显消瘦，说话有气无力，四肢倦怠，走路驼背明显，头晕脑鸣，舌淡白，苔薄白，脉虚细。

辨证：中气不足，肾气下陷，肾阳亏损。

治法：大补元气，温肾壮阳。

处方：人参20g，黄芪60g，白术30g，茯苓30g，炙甘草20g，熟地黄30g，枸杞子20g，菟丝子30g，附子20g（先煎），升麻15g，龙骨50g，牡蛎30g，当归15g，没药5g，黄精20g，怀牛膝30g，水煎服，附子先煎，5剂一个疗程。服药5剂，疗效一般，患者离我院较远，感觉吃药不吃药和原来差不多，就不愿意吃中药了，第二次来时想开点成药就回去，我耐心地劝服她，有病就要好好治，经过患者同意又开了5剂。处方：人参20g，黄芪60g，白术30g，茯苓

30g，炙甘草20g，熟地黄30g，枸杞子20g，菟丝子30g，附子20g（先煎），升麻15g，龙骨50g，牡蛎30g，当归15g，没药5g，黄精20g，怀牛膝30g，5剂水煎服，方子没变。

三诊：这回效果可是非同一般，患者也很兴奋，大小便次数均明显减少并趋于正常，为防止复发要再多开几剂。

处方：人参20g，黄芪60g，白术30g，茯苓30g，炙甘草20g，熟地黄30g，枸杞子20g，菟丝子30g，附子20g（先煎），升麻15g，龙骨50g，牡蛎30g，当归15g，没药5g，黄精20g，怀牛膝30g，5剂水煎服，服完这些药后，不但二便如常，更觉神清气爽，气力大增，用济生肾气丸合补中益气丸善后。

解析：虽是跌仆损伤也可引起气血病变甚至阳气不足症状，方中人参、黄芪、白术、茯苓、甘草、升麻补气健脾开气血生化之源；熟地黄、枸杞子、菟丝子、附子、黄精、怀牛膝滋肾补肾强先天之本；龙骨、牡蛎收敛先后天之精华；当归、没药活化瘀滞之血，全方大补元气，温肾壮阳。故能治疗因跌仆损伤而伤及气血的顽症。

18. 严重失眠病案

高某 女 40岁 患失眠2年余，间断服用劳拉西泮、氟哌噻吨美利曲辛等药一年半，睡眠质量仍不好，经常感觉气血不足，心慌气短，乏力，什么活都干不了，动不动就去医院住院。自己感觉特别难受，家里啥也帮不上，心有余而力不足。见其神疲乏力，说话都很费劲，患者从兜子里拿出一摞检查单据，几乎没有什么异常结果。可是患者却感觉很不舒服，有时面目浮肿，双下肢也肿，按之凹陷难起，形寒怕冷，尤以早晚严重，小便清长，次数也不少，尤其夜尿频，大便时溏，手足凉，虽然阳虚症状明显，可是怕见太阳，中午的太阳更不行，在阳光充足时就要发热，头痛剧烈，舌淡苔少，脉细。

辨证：相火妄动。

治法：扶助真阳，下潜相火。

处方：附子20g（先煎），桂枝10g，党参20g，黄芪40g，茯苓30g，龙骨50g，牡蛎30g，防风20g，当归15g，独活10g，薏苡仁30g，百合20g，麦冬10g，五味子10g，白芍20g，柴胡10g，磁石30g，5剂水煎服。

二诊：浮肿明显好了，夜尿次数也减少了，睡眠质量有所改善，手脚冰冷，舌淡白，脉弦细。

处方：附子20g（先煎），桂枝10g，炙甘草30g，菟丝子20g，党参20g，黄芪40g，茯苓30g，龙骨50g，牡蛎30g，防风20g，当归15g，薏苡仁30g，百合20g，麦冬10g，五味子10g，白芍20g，柴胡10g，磁石30g，5剂水煎服。

三诊： 水肿明显消退，手脚也感觉热了，中午能主动出去走走，感觉太阳也不那么晒了，只是身上疼痛，每天能多睡2个小时了。以前吃了很多专治失眠的药效果真是一般，现在感觉好多了。

处方： 附子10g，桂枝10g，炙甘草30g，菟丝子20g，党参20g，黄芪40g，茯苓30g，龙骨30g，牡蛎30g，知母10g，当归15g，薏苡仁30g，百合20g，麦冬10g，五味子10g，白芍20g，柴胡10g，磁石30g，5剂水煎服。加服养血荣筋丸。

四诊： 身上疼痛也减轻了很多，睡眠如常，手足温热，阳光照在身上也不难受了，为了不再复发，又开了几剂防止复发。

处方： 附子10g，桂枝10g，炙甘草30g，菟丝子20g，党参20g，黄芪30g，茯苓30g，龙骨30g，牡蛎30g，知母10g，当归15g，薏苡仁30g，百合20g，麦冬10g，五味子10g，白芍20g，磁石30g，5剂水煎服。尽剂后睡眠质量明显提升，手脚有热气了，身上不痛了，中午不怕阳光照射了。

解析： 此证属相火盛而君火亏。中午阳气足，相火又盛而妄动所以怕热；相火盛暗耗阴精，阴精不足，心神欠安而失眠；相火盛则君火亏，君火即真阳，真阳不足则形寒怕冷，手足冰凉。治疗也应补助君火，潜降相火。附子、桂枝、炙甘草用来补助君火；磁石、龙骨、牡蛎、知母潜降相火；菟丝子、五味子、百合、麦冬滋阴补肾；党参、黄芪、茯苓、薏苡仁健脾化湿；整体调节后君相之火平衡而诸症消退。

19. 命门火衰证病案

周某　女　49岁　畏寒怕冷十余年，尤以肚腹冷痛为主，阴雨天必以厚被子蒙头而睡，蜗居家中，不敢出门，再热的天也不出汗，并且性冷淡也已经十余年了，患者自述从30多岁就明显长白头发，现在已经有一多半的头发是白色的了，观其面色憔悴枯槁，色青灰，舌微青苔白滑，脉弦细。询问得知大便常稀溏不成形，厌食，喜呕。历医数十，总难见效，即使微有疗效，过几天又反复。也曾丧失信心，后经朋友介绍来我院就诊。

辨证： 真阳不足，命门火衰，日久导致脾阳也伤。

治法： 温壮元阳，健脾暖肾，散寒通阳。

处方： 附子30g（先煎），黄芪50g，麻黄10g，细辛5g，炙甘草30g，防风

20g，白术20g，薏苡仁30g，枸杞子20g，菟丝子20g，干姜10g，茯苓20g，熟地黄30g，淫羊藿20g，鹿角胶10g，巴戟天15g，10剂水煎服，附子仍是先煎1～2小时。

二诊：服药10剂后，肚子就感觉不那么凉了，但是外出时还要穿厚衣物以避寒。当时家里有事耽搁一个月未能服药。回来后又来医院接着看看，就其症状用药。

处方：附子30g（先煎），黄芪50g，麻黄10g，细辛15g，炙甘草30g，防风20g，白术20g，薏苡仁30g，枸杞子20g，菟丝子20g，干姜10g，茯苓20g，熟地黄30g，淫羊藿20g，鹿角胶10g（烊化），巴戟天15g，10剂水煎服。

三诊：患者食欲大增，肚子不凉了，并且有性欲了，天气冷时也能外出，并且不用多穿衣物了，面色也较以前红润了许多。手脚还是不敢触摸冷物，但是吃了这么长时间的中药有点儿喝不下去了，就以附子理中丸、济生肾气丸善后。嘱其明年再接着服用10～20剂，防止病情复发。

解析：命门火衰，脾肾阳虚非附子、干姜之火难温复，麻黄、细辛、防风温经散寒，使姜、附之火弥散全身，温循周身气血；白术、薏苡仁、茯苓健脾止泻；枸杞子、菟丝子、淫羊藿、巴戟天、鹿角胶温肾壮阳。全方温壮元阳，健脾暖肾，散寒通阳；既止泻又能解肾寒。

20. 脾阳不足，寒湿内盛病案

赵某 男 64岁 3个月来脐周冷痛异常，尤其是每日上午为重，伴有肠鸣腹胀，发作时疼痛较剧烈，午后则较轻，夜间几乎不痛，在市医院服中药几十剂，竟丝毫无效，疑为恶性病变，但经多方检查否认。有一次坐三轮车串门去亲戚家，由于一路颠簸，两三天居然没痛，过了这几天又疼痛难忍。见其面色青黄枯槁，手脚发凉，询其小便清长，大便欠通，难得矢气，排气后反而腹痛稍舒，即使有大便也多为不化食物且不成形，便下艰涩，舌微青苔白而厚腻，脉沉细。

辨证：寒湿阻滞，脾阳受损。

治法：温中散寒，消食导滞。

处方：附子30g（先煎），茯苓45g，白术30g，陈皮10g，防风20g，半夏10g，炙甘草50g，当归15g，枳实15g，白芍30g，鸡内金20g，莱菔子15g，细辛10g，大黄10g，3剂水煎服。

二诊：服药后脐周冷痛稍减，虽有10g大黄，大便却未泻下，腹胀有所减轻，肠鸣加剧，舌苔仍白厚但有部分脱落，腻苔见轻。

处方： 附子30g（先煎），茯苓45g，白术20g，陈皮10g，防风20g，半夏10g，炙甘草50g，当归15g，乌药10g，鸡内金20g，莱菔子20g，细辛10g，大黄10g，桃仁20g，干姜10g，3剂水煎服。

三诊： 这次服药后大便一日一次，质不稀，腹胀已经明显好转，食欲大增，腹部不太凉了，腹痛时作时止，午后及夜间加重，舌苔白可见底，脉沉细。

处方： 附子20g（先煎），茯苓30g，白术20g，防风20g，炙甘草40g，当归10g，乌药10g，鸡内金20g，莱菔子10g，枳实15g，干姜10g，细辛10g，白芍30g，3剂水煎服。

四诊： 腹部已经不凉了，但仍悠悠隐痛，早上4点左右痛得稍重，大便质稀，以前大便一直艰涩难出，便质虽不干硬，但是排出困难，舌苔中间可见点片状白厚腻苔，询问最近进食油腻食物稍多，因肥厚食物生湿聚热使苔又见厚腻。因见其症状明显好转，处方就减少了大辛大热的药量。

处方： 附子10g，茯苓20g，白术15g，当归10g，白芍30g，大黄10g，全蝎4g，薏苡仁30g，远志10g，桂枝10g，党参20g，炙甘草20g，黄芪30g，鸡内金20g，3剂水煎服。

五诊： 因为药物剂量减小，这次又感觉腹部冷痛，矢气后减轻，大便泻下白色黏胨样若干，舌苔薄白，脉象滑数。

处方： 附子20g，茯苓20g，细辛10g，防风20g，炙甘草40g，大黄10g，桂枝10g，干姜10g，木香20g，葛根20g，白芍30g，当归15g，桃仁10g，3剂水煎服。

六诊： 经过调理患者的腹痛几乎好了，舌苔也正常了，就是不敢进食生冷，有时不小心进食生冷就会引起腹痛。

处方： 附子10g，茯苓20g，白术20g，陈皮10g，防风20g，半夏10g，炙甘草20g，当归15g，乌药10g，鸡内金20g，莱菔子20g，细辛10g，大黄10g，桃仁10g，干姜10g，党参20g，黄芪30g，3剂水煎服。

七诊： 因为患者的病情属于变化很快的那种，所以每次开药都是3剂，这样利于疾病的治疗和调换，这次患者服完药后其他症状就都好了，只是晚上睡觉时虽盖着被子也感觉像没盖被子一样，白天没什么感觉了。

处方： 附子20g（先煎），茯苓20g，白术20g，陈皮10g，防风20g，半夏

10g，炙甘草20g，当归15g，乌药10g，鸡内金20g，莱菔子10g，细辛10g，桃仁10g，干姜10g，党参20g，黄芪30g，3剂水煎服。这次用完这3剂药后症状几乎没有了，再开补中益气丸、附子理中丸，令其服完中药后，每月服食这两种丸药各2盒，连服6个月以善后，随访2年未发。

解析：该患腹痛剧烈，如同急腹症，但是检查各种急腹症的体征又不明显，大剂量应用附子、干姜、细辛以散寒止痛为主；当归、白芍、炙甘草缓急止痛；党参、黄芪、白术、茯苓等健脾化湿；大黄、枳实、莱菔子等泻下软坚，荡涤肠胃，使寒湿之邪一扫而出。

21. 阴虚日久致阳虚汗漏病案

张某　女　40岁　患者丈夫是一名出租车司机，因为经常往这里送病人，时间长了，对笔者的医术有所了解。有一天，和我说："哪天我把我爱人拉过来，你给研究一下呗？"我就问道："她哪里不舒服呢？""就是天天出汗，已经4年多了，每天出汗能把两床被褥都给湿透了，中药吃了有一百多剂了，六味地黄丸也有七八十盒了，就是不管用，早上起来该干啥就干啥，白天没事。你给研究研究。"我说："好的，有时间就让她来看看再说。"第二天，他就把患者给拉过来了。看患者面色㿠白，说话底气也足，胃纳不佳，舌质淡白，苔薄白，脉沉细。虽说是夜间盗汗，并且这么长时间，并未见阴虚体征，反而阳虚症状明显，虽然夜间汗出，也是阳虚为患。那时我还年纪较轻，患者还有些不信任，所以开方时更有趣。我写一味药，患者就说这个吃过，再写一味药，又说这个吃过，我也不在意，继续往下写，直到最后我写的是附子，患者没有说话。这时我就反问她："这个你用过吗？"患者摇着头："没有，就这个没吃过。""这个是中药里最热的药物，你肯定没吃过，一般的医生是不会用大热药治疗夜间出汗的，这是忌讳！可是你这个出汗是阴虚日久导致阳虚而形成的汗漏证，仅仅这一味药，却有画龙点睛的作用。在众多滋阴药中，一味附子温化蒸腾，温壮元阳，这就是'善补阳者，必于阴中求阳，则阳得阴助，而生化无穷'。"患者感觉信然。

辨证：阳虚。

治法：滋阴助阳，敛汗。

处方：生地黄30g，熟地黄30g，玄参20g，麦冬20g，天冬20g，石斛10g，沙参15g，太子参15g，知母10g，龙骨30g，牡蛎30g，五味子10g，山茱萸20g，山药30g，白芍20g，当归10g，附子10g，水煎服。经过详细解释，患者欣然服药，疗效竟也十分出奇，3剂汗出减半，6剂汗已经不出了，9剂阴阳平复而愈。患者服完9剂后，想要多吃几剂，因为以前用药从来都不管用，现在刚有效果了，得去去根儿。我告诉患者，现在你的阴阳已经平复，如果再服药就又会引起别的病了，不能再吃了。随访3年未发。

解析：患者出汗已经多年，阴液耗伤程度很严重，只知一味滋阴敛汗，是不会有好的效果的。在滋阴养液的同时，注意保存阳气是十分关键的。此证已经汗多伤阳，用一味附子在众多滋阴药中，就比如一个火种，一股强大的生命力，把阴液蒸腾布散到周身。这样阴阳才能平衡，疾病才能康复。

22. 严重阳气虚损病案

洪某　女　53岁　患者就诊时是春暖花开的阳春时节，天气已经很暖和了。有的已经穿半袖了，那时患者还是穿着厚厚的棉衣，头上戴着绒帽，两层口罩，披着毛披肩，围着绒毛围巾，脚上棉鞋，坐下来还要放上棉垫，腿上盖着毛毯，这样还不是让人诧异的地方，她的衣袖和领子处都要塞上卫生纸！要不然感觉有很凉的风直往身上钻。患者自述这个病已经折磨她5年了，因为家里条件好，就是北京的大医院也是经常光顾，吃药却总不见效。后来我们县卫生局局长告诉她来我院调试一次，第2天就急急忙忙地来了。见其面色㿠白，真是形寒怕冷，自汗严重，食欲欠佳，胃脘痞胀，喜食热饮，大便常为不化食物，舌色微青，舌质略胖有齿痕，脉弦细而无力，轻按可得，重按则无。

辨证：阳气虚损。

治法：温壮元阳，益气散寒。

处方：黄芪80g，人参10g，桂枝10g，白术20g，炙甘草15g，白芍15g，附子5g，细辛3g，防风10g，五味子10g，生姜4片，大枣5枚，5剂水煎服。

二诊：可见当时我的处方还是比较谨慎的，那时还没有正式接触到火神派，只是知道此病必用温阳益气之法。也许是赶上时机，患者只服药5剂，就有了效果，领口袖口就不用塞卫生纸了，畏寒症状也减轻。

处方：黄芪80g，人参10g，桂枝10g，白术20g，炙甘草15g，白芍15g，附子5g，细辛3g，防风10g，五味子10g，山茱萸20g，山药30g，龙骨30g，牡蛎20g，生姜4片，大枣5枚，10剂水煎服。

三诊：现在自汗症状也明显减轻，在车里还是不敢开空调，天气暖和了，衣物穿得也少多了，治疗方法还是正确的。

处方：黄芪80g，人参10g，桂枝10g，白术20g，炙甘草20g，白芍15g，附子5g，细辛3g，防风10g，五味子10g，山茱萸20g，山药30g，龙骨30g，牡蛎20g，生姜4片，大枣5枚，10剂水煎服。

四诊：现在患者开车来时可以开窗子了，原来是绝对不敢的，白天几乎不出汗了，身上也有热乎气了，平时帽子不用戴也能外出逛街，口舌干燥，黏膜开始有微小溃疡，不敢进食。

处方：黄芪80g，人参10g，桂枝10g，白术20g，炙甘草15g，白芍15g，附子5g，细辛3g，防风10g，五味子10g，山茱萸20g，山药30g，龙骨30g，牡蛎20g，生姜4片，大枣5枚，5剂水煎服。患者前后共计服药40余剂症状完全好了，戴了5年的帽子也摘掉了。

解析：当时知道该患治疗必须以扶阳为主，只是用药谨慎，不敢妄用附子、细辛等药，因为那时听说过有个中医用附子把人给治死了，吓得不敢用，只是把黄芪、人参等补气重药当作君药，效果也很好。

23. 肺肾阳虚病案

杨某　男　51岁　患者3年来，每值春秋季节转换时，春季为清明前后，秋季为寒露左右。就有几天咳嗽，憋气，怕冷，喷嚏，流清涕，不敢触碰冷水。发作只是一小会儿，又是咳嗽又是流清涕的，过一会儿就好了，过一会儿又反复，有时发作六七天，有时则发作半月多，最初只是按照过敏性鼻炎治疗，吃一些西替利嗪、氯雷他定、通窍鼻炎片等就是效果不明显。吃药不吃药没什么两样，每年发作两次，季节性也很明显。患者自述，去年在我这里吃了3剂中药就好了，今年又要到发病的季节了，提前吃药，以防反复，刻诊：咳嗽，流清涕，自觉憋气，喷嚏，畏寒，身痛，害怕触碰冷水，眼睑轻度浮肿，查舌质色淡微青，苔水滑，脉弦细。

辨证：肺肾阳虚。

治法：散寒除饮，温肺益肾。

处方：麻黄10g，杏仁10g，细辛10g，附子10g，百部15g，桂枝15g，黄芪30g，干姜10g，白芍20g，半夏10g，白芷10g，乌药10g，五味子10g，白术20g，黄精20g，5剂水煎服。

二诊：服药后，周身热感，鼻窍畅通，肺系症状明显减轻，为预防明年复发再进药5剂，

处方：麻黄10g，杏仁10g，细辛10g，附子10g，百部15g，桂枝15g，黄芪30g，干姜10g，白芍20g，半夏10g，白芷10g，乌药10g，五味子10g，白术

20g，黄精20g，水煎服。药后停服，直至秋季，病未复发，第2年也就好了。

　　解析：麻黄、附子、细辛解散表寒；白芷、干姜、桂枝、半夏、百部温肺化饮；五味子、黄精、乌药等温肾纳气。全方散寒除饮，温肺益肾，使上下二焦的阳气充盛，能抵御风寒侵犯则肺肾安稳而不易病。

24. 脾肾虚寒证用附子后的反应一例

　　陈某　男　63岁　只因胃脘剧痛，坐卧不安，胀满、嗳气，手足冰冷，大便稀溏，小便清长，舌质淡白，舌苔白厚，脉弦细。此符合脾肾虚寒证，处方：附子10g，乌药10g，枸杞子15g，石斛10g，白术20g，黄芪30g，川花椒10g，党参20g，干姜10g，陈皮20g，防风20g，桂枝10g，炙甘草10g，白芍30g，4剂水煎服，服第1剂胃痛就明显好转了，服用第2剂的第一次药40分钟后即感明显头晕，眼前发黑，但不出汗，因为小区里就有诊所，连忙找医生测血压90/60mmHg，头重脚轻，患者在家里待得心烦，就出去溜达一个小时，这种情况大约持续了2个小时，中午也没敢再服药。第2天，患者来到医院，详细地说了昨天的情况，立即测血压115/85mmHg，一般情况好。细问得知，每次煎药只是15分钟，这是煎药时间太短所致，再次告诉患者煎药时间不能少于30分钟，在原来的方子中加大炙甘草到30g，黑小豆一把，继续服药。后来没再发生类似情况，胃痛也好了。

25. 肺阳不足病案

　　郑某　女　56岁　患者每到冬天就不敢出屋，宅在家里，出门就会感觉憋气，咳嗽，呼吸不畅，喷嚏，流清涕，经常出汗，四肢及头皮还出现包块，（实际上是肌肉痉挛引起的）走窜不定，伴疼痛，须臾消失，消失后就不痛了。在家里因为气温较高，没什么感觉。这样的情况已经有4～5年了。用一些抗过敏的药物也没什么效果，每年孩子们还买了很多保健品仍然不见效果。今年冬季又到了，家里人为防止患者受罪，把患者带到我院就医。刻诊：患者面白憔悴，头发稀疏，衣着比旁人穿得多，舌质淡白，苔白滑，脉浮细。

　　辨证：*肺阳不足*。

　　治法：温肺化饮，敛肺止咳。

　　处方：附子20g（先煎），细辛10g，桂枝10g，白芷15g，黄芪30g，白术20g，炙甘草30g，薏苡仁40g，防风15g，五味子10g，干姜10g，荆芥10g，5剂水煎服。

二诊：服药后只是觉得口干，没什么好转，患者没有喝药的欲念了，只是孩子们闹得欢，加上笔者也说，喝药少，车薪杯水，根本解决不了什么问题，必须再多喝几剂药才行。

处方：附子20g（先煎），细辛10g，桂枝10g，麻黄10g，白芷15g，黄芪30g，白术20g，炙甘草30g，薏苡仁40g，防风15g，五味子10g，干姜10g，荆芥10g，10剂水煎服。

三诊：脸色好多了，偶尔出去了也不像以前那么难受。中医治疗就是使患者的身体能和外界适应，病也就好了。

处方：附子20g（先煎），细辛10g，桂枝10g，麻黄6g，茯苓20g，白芷10g，黄芪30g，白术20g，炙甘草30g，薏苡仁40g，防风15g，五味子10g，干姜10g，荆芥10g，10剂水煎服。

四诊：患者不像原来那么懒了，因为现在只要多穿点衣服，像原来那么难受的事就没了。

处方：附子10g，细辛10g，桂枝10g，麻黄6g，茯苓20g，白芷10g，黄芪30g，白芍15g，白术20g，炙甘草30g，薏苡仁40g，防风15g，五味子10g，干姜10g，荆芥10g，10剂水煎服。经过几个月的治疗，症状消失，身体很好。

解析：患者身体素质为阳虚，体内寒湿偏盛，因而怕冷、怕风，冬季天寒地冻，阳气不足难以抗击风寒湿邪故不敢外出。附子、细辛、麻黄也是疏散风寒；黄芪、白术、防风益气固表；茯苓、干姜、白芷温肺散寒；使肺阳足则抗御风寒之力强。

26. 干燥综合征病案

张某 女 62岁 每天口干，即使刚刚喝完水也感觉口干，夜间口干更为严重，经常睡到半夜因口干而渴醒，后来在承德某医院确诊为干燥综合征，治疗一年多疗效不佳，也曾吃过很多中药，大多数都是滋阴润燥的药物，就是不见效。临床中这样的患者非常多，但是真正的干燥综合征还是不多的，不要以为只是口干就是干燥综合征。这是一个非常棘手的临床难题。因为患者求治心切，又有治疗类似病的经验，中医学认为这是肝血肾精以及五脏真阴亏损，难以上承所致，主要又和肾阴亏竭有关。

辨证：肝肾阴虚，津液亏乏。

治法：填补真阴，养血生津，温阳益气，化气生津。

处方：沙参20g，石斛15g，黄柏10g，牡蛎40g，天冬20g，麦冬10g，知母10g，党参20g，黄芪30g，玉竹20g，百合20g，升麻15g，女贞子20g，墨旱莲20g，山茱萸20g，附子10g，桂枝10g，10剂水煎服。该方也是效仿善补阴者，必于阳中求阴之意。以一味大辛大热的纯阳附子，蒸津液以上升，附子为火种，蒸动阴津上奉，使五脏六腑、四肢百骸、脑髓诸窍得以滋润，用桂枝化气生津，使得津液气化而滋润全身而病愈。

二诊：服药后口干稍有缓解，夜间仍很严重，舌质干燥无津，苔少，脉虚细。

处方：沙参20g，石斛15g，黄柏10g，牡蛎40g，天冬20g，麦冬10g，熟地黄30g，黄精20g，知母10g，党参20g，黄芪30g，玉竹20g，百合20g，升麻15g，女贞子20g，墨旱莲20g，山茱萸20g，附子10g，桂枝10g，10剂水煎服。该病共服药50余剂症状才彻底消失。

解析：干燥综合征是医学界十分棘手，临床又经常遇见的一类难治性疾病。中药以滋阴补液的药物为底方，加附子、桂枝生化蒸腾而布散周身，犹如喷淋一般灌溉周身。

27. 寒滞肝脉病案

李某　男　42岁　这位患者刚进诊室时还乐呵呵地朝我笑着打招呼，等走到我诊桌时突然就蹲下来了，把别人吓一跳。原来是腰腹疼痛难忍，患者用右手使劲压着小腹，咬紧牙关忍着剧痛，脸色都变得苍白。我下意识地想扶他起来，他挣扎着说："别动我！几分钟就好了，你一动我，会加重我的症状。"大约过了3分钟，患者忍住疼痛，坐在我面前叙述自己的病情。原来3个月前，到吉林去打工，工作是室内装修，以前什么病也没有，突然有一天感觉腰腹疼痛，牵引睾丸，并且连及整个小腹，初为胀痛继而串痛，双下肢也感觉串痛，只好蹲下来丝毫不敢动，连大气儿都不敢出，大约过了5分钟就好了。也没去医院，以为以后不会再痛了。之后每天不定时都会发作，因为疼痛剧烈，第3天开始去医院检查看病。结果什么事情也没有查出来，简单地开点药，吃了也没有效果。后来到长春、沈阳等地治疗，仍然无所收效，反复治疗几个月病情丝毫未变。

辨证：寒滞肝脉。

治法：疏肝散寒止痛。

处方：附子20g（先煎），川椒10g，荔枝核20g，乌药10g，桃仁20g，细辛

10g，当归15g，川芎15g，川楝子15g，白芍30g，路路通20g，炙甘草30g，莱菔子20g，4剂水煎服。

二诊：服药后，疼痛依旧，发作时还是难以忍受，后来吃到最后一剂药时，效果很好，因为矢气，疼痛马上就消失了。接下来一天内没痛，等到傍晚又开使疼痛难忍，和以前疼痛一样。考虑仍是寒气阻滞的原因。

处方：附子20g（先煎），川椒10g，荔枝核20g，乌药10g，桃仁20g，细辛10g，当归15g，川芎15g，川楝子15g，白芍30g，路路通20g，炙甘草30g，莱菔子20g，桂枝10g，橘核15g，4剂水煎服。

三诊：服药后腹部咕咕雷鸣有声，排气频繁，大小便都十分通畅，腹痛程度减轻，次数明显减少，继续服用。

处方：附子20g（先煎），川椒10g，荔枝核15g，乌药10g，桃仁20g，细辛10g，当归15g，川芎15g，川楝子15g，白芍30g，路路通20g，炙甘草30g，莱菔子10g，桂枝10g，橘核15g，4剂水煎服。

四诊：这几天症状已经没有了，饮食也不受影响，为防止反复要求再吃几剂，既然好转，剂量就应该调整。

处方：附子10g，川椒10g，荔枝核10g，乌药10g，桃仁20g，细辛10g，当归15g，川芎15g，川楝子15g，白芍30g，炙甘草30g，莱菔子10g，桂枝10g，橘核15g，4剂水煎服。随访一年未复发。

解析：寒性收引、拘急，感受寒邪则牵引拘急疼痛。方中附子、细辛、桂枝温中散寒；橘核、川楝子、乌药、白芍、荔枝核疏肝理气止痛；当归、川芎、炙甘草缓急止痛，活血止痛，使郁滞在肝脉里的寒湿之邪疏散开来则疼痛自止。

按：火神派虽然在中医界大家都耳熟能详，可是正确应用的医生并不多见。因为他们都怕出事，怕担责任，所以既要熟悉火神派的理论，也要有所担当，有魄力才能运用得体。临床中也有辨证虽然准确，用药也很大胆，疗效不尽如人意的时候。这就需要我们更加努力地探索和前进。希望大家共同把握，把火神派发扬光大！

第 2 章
益气宁心汤治疗心律失常

　　介绍笔者多年来在临床中治疗各种心律失常病症的经验，笔者认为总由心气不足为主要病机，并以自拟益气宁心汤为主治疗各种类型的心律失常。包括心动过缓、心动过速、房性期前收缩、室性期前收缩、心房颤动等，还可以预防性治疗心脏疾病，也就是早期用药可以防止期前收缩、心律失常的发生发展。

　　益气宁心汤是笔者多年来总结的一首治疗各种心律失常的有效方剂。临床应用时可以根据症状或病因进行加减。

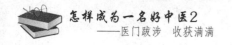

一、现代医学对心律失常的认识

心脏正常激动起源于窦房结，沿着传导系统下传，在一定时间范围内依次抵达心房和心室，使心脏收缩和舒张。如果窦房结激动异常或激动产生于窦房结以外，激动的传导缓慢、阻滞或经异常通道传导，就会出现心律失常。因此，心律失常是由于心脏活动的起源和（或）传导障碍导致心脏搏动的频率和（或）节律异常。心律失常是心血管疾病中重要的一组疾病。它可单独发病亦可与心血管病伴发。由于其发病可突然发作而致猝死，亦可持续累及心脏而衰竭，故掌握其发生、发展规律及其防治措施实为重要。

心律失常的血流动力学改变的临床表现主要取决于心律失常的性质、类型、心功能及对血流动力学影响的程度，如轻度的窦性心动过缓、窦性心律失常、偶发的房性期前收缩、Ⅰ度房室传导阻滞等对血流动力学影响甚小，故无明显的临床表现。较严重的心律失常，如病窦综合征、快速心房颤动、阵发性室上性心动过速、持续性室性心动过速等，可引起心悸、胸闷、头晕、低血压、出汗，严重者可出现晕厥、阿-斯综合征，甚至猝死。由于心律失常的类型不同，临床表现各异。主要有以下几种表现。

1. 冠状动脉供血不足的表现　各种心律失常均可引起冠状动脉血流量降低，偶发房性期前收缩可使冠状动脉血流量减低5%，偶发室性期前收缩降低12%，频发性的室性期前收缩可降低25%，房性心动过速时冠状动脉血流量降低35%，快速型心房颤动则可降低40%，室性心动过速时冠状动脉血流量减低60%，心室颤动时冠状动脉血流量可能为零。冠状动脉正常的人，各种心律失常虽然可以引起冠状动脉血流降低，但较少引起心肌缺血。然而，对有冠心病的患者，各种心律失常都可以诱发或加重心肌缺血。主要表现为心绞痛、气短、周围血管衰竭、急性心力衰竭、急性心肌梗死等。

2. 脑动脉供血不足的表现　不同的心律失常对脑血流量的影响也不同，频发性房性与室性期前收缩，脑血流量各自下降8%与12%。室上性心动过速下降14%～23%，当心室率极快时甚至达40%。室性心动过速时可达40%～75%。脑血管正常者，上述血流动力学的障碍不致造成严重后果。倘若脑血管发生病变时，则足以导致脑供血不足，其表现为头晕、乏力、视物模糊、暂时性全盲，甚至于失语、瘫痪、抽搐、昏迷等一过性或永久性的脑损害。

3. 肾动脉供血不足的表现 心律失常发生后,肾血流量也发生不同的减少。频发房性期前收缩可使肾血流量降低8%,而频发室性期前收缩使肾血流量减少10%;房性心动过速时肾血流量降低18%;快速型心房纤颤和心房扑动可降低20%;室性心动过速则可减低60%。临床表现有少尿、蛋白尿、氮质血症等。

4. 肠系膜动脉供血不足的表现 快速心律失常时,血流量降低34%,系膜动脉痉挛,可产生胃肠道缺血的临床表现,如腹胀、腹痛、腹泻,甚至发生出血、溃疡或麻痹。

5. 心功能不全的表现 主要为咳嗽、呼吸困难、倦怠、乏力等。

可以说临床上引起心律失常的原因很多,主要有:

1. 各种器质性心脏病 如先天性心脏病、冠心病、心脏瓣膜病、心肌炎、心包炎、心肌病、心内膜炎等。由于心脏的窦房结和传导系统受病变的侵害,很容易发生心律失常,所以心律失常几乎见于各种类型的心脏病。

2. 神经、内分泌系统调节紊乱,水、电解质失衡 心脏的神经和内分泌系统调节紊乱、心脏的离子平衡失调等;除心脏因素外其他各种原因引起的低氧血症介导的心肌乏氧、全身及心脏局部酸碱平衡的调节障碍等,具备了心律失常的离子和代谢所必备的基础,形成心律失常的条件因素,因而常常诱发心律失常的发生。

3. 药物的影响 多种药物可以引起心律失常,比如非保钾利尿药、洋地黄类药物、肾上腺素、去甲肾上腺素、异丙肾上腺素、多巴胺、多巴酚丁胺、氨力农和米力农等。尤其值得注意的是各种抗心律失常药物或者经过改变离子通道,或者稳定细胞膜,或者改变心脏的不应期,或者作用于心脏的受体,达到防止或终止心律失常的目的。但是,抗心律失常药物本身也有致心律失常的作用,如果应用不当,也能介导心律失常,甚至死亡。

4. 全身性或其他系统疾病 如神经系统疾病、内分泌系统疾病、代谢疾病、创伤、手术、心脏导管检查等都可以引起心律失常的发生。

5. 正常人 在情绪激动、惊吓、忧郁、饮酒、饮浓咖啡等会发生窦性心动过速或期前收缩。健康的老年人比青年人更容易发生心律失常。一般讲人的一生总会有心律失常发生。

心律失常的治疗是一个相对复杂的过程。主要有以下几项。

1. 祛除诱因 消除各种能引起心律失常的因素,有心律失常者应避免吸烟、饮酒,不要饮浓茶和咖啡;如果心律失常是药物引起的,要停用该药物。

2. 治疗病因 治疗病因是根治心律失常的主要方法。比如甲状腺功能亢进症患者引起的窦性心动过速，甲状腺功能恢复正常后窦性心动过速也就得到了矫正；冠心病心肌缺血介导的心律失常，解除了动脉的狭窄，心肌得到正常的血液灌注，心律失常就会随之消失。房室折返或房室结折返性心动过速，阻断了引起折返的多余通道，心动过速就会得以终止。

3. 针对心律失常的治疗

（1）药物治疗：是心律失常的主要治疗方法。由于心律失常的复杂性，药物作用的方式和途径也不一样。一般药物的应用以口服为主，急性发作则采用静脉或气雾用药。由于心律失常机制复杂而多样，许多因素还不很清楚，所以临床用药有一定难度。一般原则应根据心律失常的发生机制，选择作用针对性强，疗效明显而不良反应小的药物。

（2）电学治疗：心律失常的电学治疗近年来发展很快，既有紧急情况下的电复律，也有根治心律失常的导管消融。

导管消融：该法发展较快，治疗的范畴和适应证不断扩展，治疗效果也越来越好。

（3）机械治疗：比如刺激迷走神经、压迫眼球、刺激咽部等。

（4）手术治疗：包括旁路或慢通道切断、长QT时的交感神经节切断、室性心动过速的手术治疗等。

心律失常的预防十分重要，要做到以下几点。

1. 生活规律、起居有常，切勿过劳、精神紧张、经常熬夜等，平时要做到适当体育锻炼，保持标准体重。

2. 要保持良好的情绪，避免情绪激动，要培养广泛的兴趣，自寻乐趣，经常调节情绪，使自己始终保持良好的心情。

3. 积极预防和治疗引起心律失常的基础疾病，控制患病的各种危险因素，如高血压、高脂血症、糖尿病等。

4. 如发现出现心律失常的临床症状，应在医务人员的指导下积极治疗，防止拖延病情，造成严重的后果和不可逆的并发症。

二、心律失常的中医认识

临床上患者一般表现为心悸，气短，头晕等，重者引起晕厥，脉搏节律不等，频率或快或慢。表现为期前收缩、心房颤动、窦性心动不齐、短阵室性心动过速，最严重的引起心室颤动或可危及生命。期前收缩又有房性、房室交界性、室性等期前收缩，室性期前收缩又要根据形态有多种区别。临床上的期前收缩还有二联律、三联律等不同。中医学认为心律失常属于"心悸""怔忡""昏厥""虚劳"等病范畴。多是因为脏腑功能失调，气血阴阳虚损或因七情内伤，外感六淫等导致心气不足、心阳不振、心血亏少、心脉欠通、痰浊阻滞等等而发生心律失常。血液的正常运行必须以心气充沛、血液充盈、脉道通利三者为最基本的前提条件，所以笔者认为本病以气血不足为主要病机，气足则神旺，气充足者可使脏腑组织坚强有力，富于阳刚之性，活动能力就强。血足则形体充盛，使脏腑组织柔韧，富于灵巧性，心血足则心动灵巧，受到强烈刺激则心动加速，安静之时则跳动和缓有力，正常的心脏能适应任何情况下的生理活动。比如，无论你是火冒三丈情绪激动，还是酣然大睡，平心静气的时候，心脏都能适应你所需要的血液而加速或者减慢心率，从而发挥其正常的生理功能。因为过度劳累，七情过激，外邪忤逆或者年老体衰导致心气心血不足，心气不足而亏损，心气亏损则心脏组织软弱无力，不能帅血而行，不能推动血液流动，就会导致心律失常。笔者认为心动过缓是因为心气不足，推举乏力而致心动过缓，心动过速也是因为心气不足，难以驾驭血行，任其自由不能约束而流动乖张贲急；期前收缩为心气不足不能帅血运行，或者不能推动血供，导致脉搏三五不调，节律不等；心房颤动则为心气不足而致严重亏损，更为严重的病情表现。这时，心脏功能已近衰竭，心气、心血俱虚，脉道艰涩，血量也少，心无神气，故而心脏搏动强弱不一，节律失常甚至可能停搏。

心脏有气有血，心气亏就像一个人没有气力一样，功能减退，功能衰弱，表现为脉搏迟缓虚弱，气行则血行，气虚则血阻。心血不足血行不畅就会见到脉搏艰涩或节律不整，血少不能滋养心脏，心神不定则脉律不稳失常，心血不足不能温煦心肌也会引起心脏温度不够而引起心律失常。心脏气血不足就会使心神被扰而不安。心气不足引起心阳虚损，心属火为阳脏，《血证论》："心为火脏，烛照万物。"心阳不足，则血脉不充，血冷无以温煦全身，无以温暖肾阳，使心肾不交，水火不济，百病丛生。一般心气、心阳不足易引起缓慢性心律失常，如窦性心动过缓、窦房阻滞、房室传导阻滞等，而心阴、心血不足易引起快速性心律失常，如窦性心动过速、短阵室性心动过速或室性心动过速等。心气心血均不足而虚损严重，加上脉道不通利就可导致心房颤动或心室颤动等。

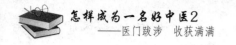

古人谓："三五不调者虚之过也。"治疗时以大补元气，宁心安神为主。笔者近几年来对心律失常患者的治疗以益气宁心法为基础方，收到很好的效果。无论是心律过缓还是过速都是心脏本身气血不足引起。治疗就以大补元气，养血温阳，化瘀通络为法。

基本处方：人参10～20g，黄芪50～100g，龙骨30～50g，牡蛎20～40g，炙甘草20～60～100g，五味子10g，百合20g，茯苓30g，桂枝10g，桃仁10g，红花10g，丹参20g，山药30g，小麦30g，麦冬10g，山茱萸15g，远志15g，水煎服。伴有水肿的加泽泻、猪苓、葶苈子以利尿消肿减轻心脏负荷；阳虚较重的加附子、干姜；服药时间较长的加金银花、连翘以消除药物的温热之气。本方对于心房颤动的患者效果也很好。一般5剂1个疗程，一般病情较轻的、病程较短的需要1～2个疗程即可收工。病情较重的可以连服1～2个月，甚至服用一年以上也没有什么不良反应。笔者在临床工作中遇到若干此类患者，收到很好的疗效，也确实在门诊中心律失常的患者太多了，这个病也着实给人们带来极大的痛苦。可以说这个方子适用于任何一种心律失常患者，但要把握临床发病原因，凡是虚损引起的都可以用，对于其他情况引起的也可加减使用。心律失常临床以虚损而发的十居七八，由外邪或情志等因素引起的十居其一二。虚损也是气虚而致的十居七八，血虚而致的十居一二。血虚主要引起心慌，心悸，面色不华，少寐多梦等为主要辨证要点，气虚则主要为心脏功能不全为辨证要点。

1. 频发房性期前收缩、室性期前收缩、二联律、三联律、短阵室性心动过速病案

张某　女　49岁　近几个月因长期劳累过度引起心慌，心跳，失眠多梦，乏力自汗，开始时临床症状并不明显，只是感觉气短、乏力，后来就有心慌、心悸的感觉，稍微劳动就会出汗，以为是劳累引起就自己买一些柏子养心丸、人参生脉饮什么的也没有效果。在家人陪护下到当地乡卫生院做心电图显示有频发房性期前收缩和室性期前收缩，医生留下住院输液并口服抗心律失常的药物，治疗一周疗效欠佳（具体用药不详），听人介绍来到我院进一步诊治。见其面色苍白，患者自述神疲乏力，心慌气短，记忆力减退，睡眠质量差，经常做梦，食欲尚可，查舌淡苔白，脉搏无力而迟缓，三两下就有停搏，脉象为代脉。因感觉患者病情较重，当时有虚脱的感觉，在诊室里诊脉时突然面色苍白，周身出汗，双目上吊，测血压90/60mmHg，手足冰冷，神志淡漠，迅速用手指掐人中，须臾清醒，口含速效救心丸10粒，

并让患者平卧，过了大约20分钟才渐感轻松，给予温开水一杯服下，气色和精神明显好转，争取家属同意，就做了24小时监测的豪特。先门诊输液治疗，静点丹参酮、维生素C、氨基酸等药物维持，口服复方丹参滴丸、参松养心胶囊、人参生脉饮等。当天在用药维持下，状态还算说得过去。豪特结果出来后，还是很严重的。中药对这种疾病的效果还是很好。

结果显示：24小时总心搏61 317次，室性期前收缩32 185次，房性期前收缩1次，二联律1901次，三联律209次，成对473次，还有短阵室性心动过速3次。平均心律47次/分钟，异常心搏32 186次，总之，心律明显失常，并且多种期前收缩都有就是总心搏太少了，比起正常人将近少一半的心搏，可是奇怪的是患者没有感觉特别难受的样子。也许是经常不舒服而习以为常了。

辨证：心气不足。

治法：大补元气，活血通络，镇心安神。

处方：人参15g，黄芪100g，葶苈子30g，龙骨50g，牡蛎30g，炙甘草30g，五味子10g，百合20g，茯苓30g，桂枝10g，桃仁20g，红花10g，丹参20g，山药30g，浮小麦30g，麦冬10g，山茱萸15g，远志15g，10剂水煎服。

二诊：服完这10剂药后，感觉身体有点劲儿了，睡眠质量有所改善，面色红润些了，仍感觉气不够用，特别是活动后加重，脉搏比以前加快了。

处方：人参15g，干姜10g，黄芪100g，葶苈子30g，龙骨50g，牡蛎30g，炙甘草30g，五味子10g，百合20g，茯苓30g，桂枝10g，桃仁20g，红花10g，丹参20g，山药30g，浮小麦30g，麦冬10g，山茱萸15g，10剂水煎服。

三诊：患者神色俱佳，因为服药这么长时间了，虽说症状有所减轻，只要不过度活动心慌气短也减轻了，还是不能劳动，具体心律失常啥样还不知道，就做了24小时监测：总心搏增加到110 423次，室性期前收缩减少到20 534次，二联律218次，三联律1421次，成对526次，短阵1次，异常心律20 534次，平均心律83次。现在总心搏十一万多次而异常心律是二万多次，可见比起上次明显恢复了。看到这个结果，患者很欣慰，我更有信心了。从整体上感觉症状好多了，对期前收缩的耐受能力好了，过度劳累或者生气还感觉心前区难受。就是咽喉干燥，舌面上有个小溃疡，稍有疼痛，脉象除了结代外，跳动的力量强了，不再左右摇了。

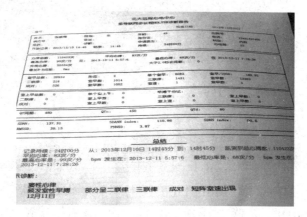

处方：人参10g，黄芪50g，葶苈子30g（包煎），五味子10g，龙骨30g，牡蛎30g，麦冬10g，百合20g，茯苓30g，桃仁10g，红花10g，栀子10g，远志15g，山茱萸15g，浮小麦30g，水煎服20剂。又是一个月了，做24小时监测查。

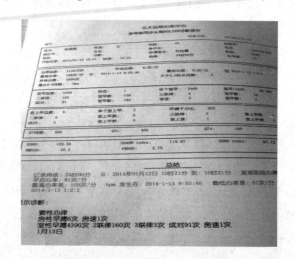

总心搏114 632次，房性期前收缩6次，房性心动过速1次，室性期前收缩4 390次，二联律160次，三联律3次，成对91次，平均心律81次/分，前后共服药2个月，心脏功能明显好转，心律也有所改善，后来患者因为家里没钱，就没有再服药，就连成药也没有服用，感到可惜。就在1年后再次见到患者时发现精神状态还是不错的，据患者介绍这一年一直在外打工，没感觉太多不适，就是累了有点心跳，休息十来分钟就好了，因为心情好症状也轻，也没有用药。如果她能继续服药的话效果肯定很好的，因为我有信心和能力让她康复。

解析：心气不足是导致心律失常的主要原因，只要在治疗中找到主要矛盾，治疗就会得心应手。方中人参大补元气，为君药；黄芪补气升阳，五味子、百合、龙骨、牡蛎、远志养心安神；桃仁、红花、丹参活血化瘀，使心气充盛，心血充盈，脉道通利则心脏功能恢复而百病不侵。

2. 单纯频发房性期前收缩病案

陈某　女　66岁　半年来经常心中悸动不安，多汗，无力，气短，睡眠不佳，常被噩梦惊醒，头眩，耳鸣，舌红苔少，脉结代。尤其是劳累过度、受到惊吓或者生气后加重，查心电图时有发现频发房性期前收缩。

辨证：心气亏损，心血不足。

治法：益气养血，定惊安神。

处方：赭石60g，百合20g，五味子10g，茯苓30g，人参10g，黄芪50g，炙甘草30g，浮小麦30g，郁金10g，龙骨50g，牡蛎20g，葛根30g，白术15g，栀子10g，远志15g，柏子仁10g，白芍30g，山茱萸20g，5剂水煎服。

二诊：心悸症状明显好转，出汗减少，睡眠质量提高，也很少做噩梦了，腹泻两天，气短有所好转。

处方：赭石60g，百合20g，五味子20g，茯苓30g，人参10g，浮小麦30g，郁金10g，龙骨50g，牡蛎20g，葛根30g，白术15g，栀子10g，远志15g，柏子仁10g，白芍30g，合欢花20g，5剂水煎服。

三诊：这段时间心慌症状好多了，睡眠质量也好了，感觉身体轻利了，脉搏也见不到结代间歇了，就又开了5剂以巩固疗效。

处方：百合20g，五味子10g，麦冬15g，茯苓30g，人参10g，黄芪50g，炙甘草30g，浮小麦30g，郁金10g，龙骨30g，牡蛎20g，葛根30g，白术15g，栀子10g，远志15g，柏子仁10g，山茱萸10g，5剂水煎服，尽剂病愈，随访1年未复发。

解析： 期前收缩中房性期前收缩属于较轻的一种，有很多患者感觉不到症状，但是频发房性期前收缩就会有心中悸动不安的感觉。临床中一般房性期前收缩的症状相当于心悸，临床症状轻微，患者可以耐受；室性期前收缩的症状相当于怔忡，临床表现较重，患者感觉特别难受。房性期前收缩一般也属于功能性疾病的反应，属于气虚之轻症。人参、黄芪、白术大补元气，强化心脏功能；百合、五味子、麦冬、炙甘草、远志、柏子仁、浮小麦安神定志，宁心除烦；龙骨、牡蛎、山茱萸收敛心神。全方益气养血，定惊安神，对心律失常有很好的调节作用。

3. 心房颤动病案

张某　女　86岁　心房颤动病史十余年，虽经多方治疗效果总是不好，每年都要多次住院治疗，因为家庭条件好，又不劳动，所以能支撑这么些年。今年再次发病，面目浮肿，心慌，心跳，难以自制，咳嗽，咳白色泡沫痰，气短，动则不足以息，腹部膨隆，扣之有震水音，伴发四肢末端高度水肿，发绀冰冷，心率快速无力，节律不等，有心力衰竭表现了。听诊心脏节律完全失常，心音时而高调时而低调，舌淡苔白滑，脉结代。

辨证： 心肾阳气虚损。

治法： 峻补气血，温阳益气，强心利尿。

处方： 人参10g，黄芪50g，葶苈子30g，五味子20g，龙骨30g，牡蛎30g，麦冬10g，百合20g，茯苓30g，栀子10g，远志15g，山茱萸15g，浮小麦30g，桂枝10g，泽泻20g，附子10g，5剂水煎服。

二诊： 5剂服完水肿消退大半，心慌心悸的感觉也好多了，可以自己去卫生间，日常生活的小事儿，自己就可以解决了，面色仍㿠白，咳痰量少了，舌质微肿胀舌苔白滑，脉结代。投药有效，治法不变，在原方基础上稍做加减。

处方： 人参10g，黄芪50g，葶苈子30g，五味子20g，龙骨40g，牡蛎30g，麦冬10g，百合20g，茯苓30g，栀子6g，山药30g，山茱萸15g，浮小麦30g，桂枝10g，泽泻20g，附子10g，麻黄10g，5剂水煎服。

三诊： 患者的精神状态明显好转，基本可以自理了，呼吸也明显省力气了，水肿消退，小便量多，大便形质如常，脉搏较前有力，虽仍见结代脉，频率却稳定多了。

处方： 人参10g，黄芪30g，葶苈子30g，五味子20g，龙骨40g，牡蛎30g，麦冬10g，百合20g，茯苓20g，山药30g，山茱萸15g，浮小麦30g，桂枝10g，泽泻20g，附子10g，麻黄10g，5剂水煎服。

解析：心房颤动是导致心力衰竭的重要原因，这时的心肌收缩力明显下降，心肌功能和弹性减退，致使心脏功能衰竭，不能完成血液循环。该方中人参、黄芪、附子、五味子、龙骨、牡蛎温壮元阳，峻补气血，增强心脏收缩功能；麦冬、浮小麦、百合滋养心阴；茯苓、桂枝、泽泻、葶苈子利水消肿，强心利尿，减轻心脏负担。

4. 单纯室性期前收缩病案

范某　男　40岁　几个月前，因为过度劳累引起心慌心跳，气短乏力。开始并未在意，只是自己买几盒柏子养心丸，人参蜂王浆等用了几天，开始时还有一些效果，后来就不管用了。然后到乡卫生院做了一个心电图，显示偶发室性期前收缩，又开了参松养心胶囊和倍他乐克，服用后心悸仍然时作时止，这样有1个多月，期间就不能干活了，只要稍微劳力就会心悸。之后曾到县医院治疗一段时间，也是用了一些其他药物，效果一般，听别人介绍来我院改投中药治疗。查其形体消瘦，神疲乏力，多梦少寐，面色枯槁无华，舌淡白，脉虚细，时间长了可以跟踪到期前收缩。心率67次/分钟，又检查心电图还没发现期前收缩，为了清晰诊断做了豪特，24小时总心搏106 638次，室性期前收缩1022次，无二联律及三联律。

辨证：心脏气血劳损，脉络不通。

治法：大补元气，活血通络。

处方：附子10g，人参15g，黄芪80g，葶苈子30g，五味子10g，龙骨30g，牡蛎30g，麦冬10g，百合20g，茯苓30g，桃仁10g，红花10g，栀子10g，远志15g，山茱萸15g，浮小麦30g，水煎服，10剂一个疗程。

二诊：经过这几天的治疗患者感觉明显好多了，心情也很好，睡眠踏实很多，心里也不那么跳了，就是稍微干点活就感觉心慌，气短，面色已经有红润的样子。

处方：附子10g，人参10g，黄芪50g，麦冬10g，葶苈子30g，五味子10g，龙骨30g，牡蛎30g，麦冬10g，百合20g，茯苓30g，桃仁10g，红花10g，栀子10g，远志15g，山茱萸15g，浮小麦30g，10剂水煎服。

三诊：心悸的症状几乎消失了，身上也有力气了，就是干一些农活也不感到疲乏，睡眠质量明显好转，为了巩固疗效再进5剂。

处方：附子10g，人参10g，黄芪30g，麦冬10g，丹参20g，五味子10g，龙骨30g，牡蛎30g，麦冬10g，百合20g，茯苓30g，桃仁10g，红花10g，栀子10g，远志15g，山茱萸15g，浮小麦30g，5剂水煎服。开完药后告诉患者，用完这些药后，先歇歇，等过一个月再吃10剂左右，并且以后就不能再这么不要命地干活了，防止复发，这也就是中医所说的"劳复"。

解析：劳累过度则伤损气血，尤其过度劳累会伤损心气，心气不足，力不从心，心肌会受到损伤，收缩之力不足，不能完成射血，心脏节律也会因心气不足而失常。本案以大补心气，通络活血为主，使心脏恢复功能而期前收缩自止。

5. 心律正常而属于心气劳损病案

王某　男　26岁　是一个拖拉机司机，有一次车坏了，自己会修，没有帮手弄得非常狼狈，可以说是身心俱疲，又热又累又渴，好不容易到家了，栽到床上就睡了一觉，突然被急促的心跳弄醒了，感觉心慌心悸，气短，心里就像被掏空了似的难受。赶紧找了些东西狼吞虎咽地吃了，又喝了好多的饮料，过了一阵子还感觉饿。但是又吃不下东西，第2天早上感觉好了，因为没有什么症状了，又照常开车干活，到了中午又感觉心慌心悸，并且出了好多汗，连站起来的力气都没有了。马上到镇卫生院做了心电图，没有查出异常来，就开了一些柏子养心丸什么的，接着上班，只是做一些轻来轻去的活计。稍微用力就会心慌心悸得难受，又在镇卫生院输液治疗一周，症状又消失了。可是过了几天，没有任何体力劳动还是感觉心慌心悸，甚至连走路都费劲了，因为是我的老患者，就来我院看看。经过做心电图等检查，也没什么异常，只是心慌气短，有点力不从心的感觉，面色苍白，神疲多汗，舌淡苔少，脉象虚细。

辨证：心气大虚。

治法：大补元气，通调经络，安神补心。

处方：人参15g，黄芪50g，葶苈子30g，五味子10g，龙骨30g，牡蛎30g，麦冬10g，百合20g，茯苓30g，桃仁10g，红花10g，栀子10g，远志15g，山茱萸15g，浮小麦30g，5剂水煎服。

二诊：服药后患者感觉身体轻松了许多，但是还不能正常上班，只要是一用力就感觉心慌气短，歇一会儿就好。又加了升提中气的药。

处方：人参15g，黄芪50g，升麻20g，柴胡10g，葶苈子30g，五味子10g，龙骨30g，牡蛎30g，麦冬10g，百合20g，茯苓30g，桃仁10g，红花10g，栀子10g，远志15g，山茱萸15g，浮小麦30g，5剂水煎服。

三诊： 10剂药服完后，身体清爽了，力气足了，尝试着干点活，也没什么感觉了。面色如常，舌质红，苔薄白，脉滑数有力。以人参养荣丸、益气养血口服液善后。随访一年未复发。

解析： 此类患者如果失去治疗的最佳时机，就会引起后遗症，以后稍微劳累或情志波动都会引发症状发作或加重，这也是治未病的一个例子。不要以为心电图正常，心脏就没毛病，这是发病的先兆，如果不加以重视就会留下麻烦的。

6. 频发室性期前收缩病案

辛某某　女　14岁　2年前因感冒后引起心悸，气短，乏力活动后加剧。当时化验心肌酶都在正常范围内，但是多家医院认为孩子继发于感冒，并且有心肌炎症状，就都按照心肌炎治疗。孩子的临床症状却是越来越坏，就在感觉心悸症状后的一个月时，做了24小时心脏监测，期前收缩是一万多次，其中室性期前收缩七千多次，二联律三千多次，其余的家长已经记不太清了。反正是很严重，致使孩子休学治疗，奔波在北京等地大小医院，就是效果欠佳。这样过了有一年了，又到了上学的时候了，因为她爸爸是本校老师，就自己带孩子上学，家住六楼，课间还做体操。这几天孩子感觉特别疲劳，而且还有心慌心悸的感觉。我听了以后，感到很惊讶，因为心肌炎是一个很严重的病，怎么能让孩子这么累呢？我当时就告诉她爸爸，你这是在作贱孩子，是在要孩子的命！如果是心肌炎绝对不能这样让孩子过多活动了。但是经过一年的治疗，期前收缩倒是少了不少，其最近一次豪特是来我院治疗时的1个月前。室性期前收缩3885次，我就又让他化验心肌酶，结果都正常。我告诉她们说，这孩子不是心肌炎，而是心气不足引起的心律失常。虽然才14岁，但是孩子身高有1.7m以上，体重80kg，是个很胖的孩子。面色黄白，神疲乏力，说话气力也不足，舌淡白，苔白滑，脉象极不规整。

辨证： 心气不足证。

治法： 峻补气血，宁心复律，安定心神。

处方： 附子10g（先煎），人参15g，黄芪80g，葶苈子30g，五味子10g，龙骨30g，牡蛎30g，麦冬10g，百合20g，茯苓30g，桃仁10g，红花5g，水蛭4g，远志15g，山茱萸15g，浮小麦30g，桂枝10g，水煎服，10剂一个疗程。

二诊： 服完药后，患者自己感觉症状好多了，面色也红润些，活动时不那么累。效果确实很好。

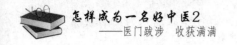

处方：附子10g（先煎），人参15g，黄芪80g，葶苈子30g，五味子10g，龙骨30g，牡蛎30g，麦冬10g，百合20g，茯苓30g，桃仁10g，白芍10g，水蛭4g，远志15g，山茱萸15g，浮小麦30g，桂枝10g，10剂水煎服。

三诊：这时已经自己上下六楼不用歇息了，症状明显好转，又做了豪特，显示：总心搏117 634次，平均87次/分钟，房性期前收缩1次，成对室性期前收缩5次，二联律16次，三联律109次，短阵室性心动过速1次。这样看来比以前强多了。

处方：附子10g，人参10g，黄芪50g，葶苈子30g，五味子10g，龙骨30g，牡蛎30g，麦冬10g，百合20g，茯苓30g，桃仁10g，红花5g，水蛭4g，远志15g，山茱萸10g，浮小麦30g，桂枝10g，10剂水煎服。

四诊：症状已经好多了，根本感觉不到偷停了，为了防止复发，就多开几剂。

处方：附子9g，人参10g，黄芪50g，葶苈子30g，五味子10g，龙骨30g，牡蛎30g，麦冬10g，百合20g，茯苓20g，桃仁10g，金银花10g，水蛭4g，远志10g，山茱萸10g，浮小麦30g，桂枝10g，15剂水煎服。期前收缩症状再未感觉到，也没做豪特，但是能和其他孩子一样玩耍嬉戏而无他证，随访2年未复发。

解析：气虚总会引起阳虚，气虚病症日久都要注重阳气的耗伤，在治疗时也不忘温阳。附子、桂枝温阳益气；人参、黄芪补气升阳，强化心脏功能；水蛭、桃仁破血逐瘀，通荡经脉；龙骨、牡蛎、茯苓、百合、五味子等安定心神；心神安定则脉律平稳。

7. 扩张性心肌病病案

刘某　男　55岁　患者曾经在一年前外出广东省打工，期间由于过度劳累并过度饮酒，得了扩张性心肌病，住院治疗一段时间后，感觉情况越来越差，因为害怕死在外边，就自己偷跑回家。由于路途遥远，颠簸震荡差一点丢掉性命，回到家里后被家人送到北京阜外医院，确诊为扩张性心肌病。经过治疗一年左右病情好转，后来也是吃了笔者给开的中药，症状才减轻的。由于家里生活所迫，稍微减轻患者就到外地打工去了。患者对这个病认识不深，以为好了就是好了，干活也没有过于在意。近十天来，又感觉心前区疼痛，活动后气短，基本上不能工作了，就又跑回来治病。见患者面色晦暗，即使坐下来也听见呼呼作喘，基本走路都特别费劲，心律见频发室性期前收缩，心前区闷痛，已经4天没有吃东西了，早上起床穿衣也得休息至少两次，才能完成。

辨证： 心气不足，瘀血阻滞。

治法： 强心利尿，活血破瘀，温阳益气。

处方： 人参20g，桂枝10g，茯苓30g，炙甘草50g，丹参20g，桃仁10g，山茱萸20g，龙骨40g，牡蛎30g，五味子10g，水蛭4g，黄芪100g，白术20g，葶苈子30g，5剂水煎服，一日一剂。

二诊： 喘促减轻，听不到呼呼的声音了，心前区疼痛，闷痛为主，不能下地行走，说话声音较前有力，心律规整了许多，偶尔有期前收缩，面色好转。

处方： 人参20g，桂枝10g，茯苓30g，炙甘草50g，丹参20g，桃仁10g，山茱萸20g，龙骨40g，牡蛎30g，五味子10g，水蛭4g，黄芪100g，白术20g，葶苈子30g，5剂水煎服。

三诊： 患者可以下地短距离行走，心前区不那么难受了，水肿完全消退，面色已经不晦暗反而有些红润，心律齐，食欲旺盛。

处方： 人参10g，桂枝10g，茯苓30g，炙甘草30g，丹参20g，桃仁10g，山茱萸20g，龙骨40g，牡蛎30g，五味子10g，水蛭4g，黄芪50g，白术20g，葶苈子30g，5剂水煎服。

四诊： 症状几乎完全好了，活动后感觉气短，乏力，精神好多了。

处方： 人参10g，桂枝10g，茯苓30g，炙甘草30g，丹参20g，桃仁10g，山茱萸20g，龙骨40g，牡蛎30g，五味子10g，水蛭4g，黄芪50g，白术20g，葶苈子30g，10剂带药出院回家。嘱其尽量一年内少劳累，休养体力，防止复发。

解析： 扩张性心肌病是一个非常容易死亡的重病，临床见到此病，一定要注意。笔者用中药治疗该病十几例，效果还是不错的。希望以后通过治疗机会的增加，多积累这方面的经验。主要是因为各种原因引起心肌细胞受损后增生肥大，使心脏扩大，心脏扩大的后果使瓣膜启闭受到影响，心律明显失常，或引起心力衰竭，甚至引发心脏骤停。方中大量应用益气通瘀，活血通脉，宁心安神的药物，使心气充足心肌收缩有力，脉道通畅，血液流动正常则恢复其射血功能。

8. 心肾气虚引起的心悸病案

杜某　女　39岁　患者只是因为一次感冒时间较长才痊愈，喷嚏、咳嗽、吐痰量多伤正，以至于感觉气短得非常严重，并且一天比一天严重。后来，竟然连工作都不能正常进行了。患者是我县人事局社保科的，因为工作需要，每天都要说很多话，现在不能正常和别人沟通，只好休班治疗。开始时说话声音还可以，只要说的超过十句话，声音就会越来越小，最后连声音都发不出来了，这时就要喘促不安。如果再说几句话就会十分烦躁。中医认为人所发的声音是靠中气上升冲击咽喉有规律的震动才能完成，这需要充沛的底气，舒缓的心神，柔韧的声带等多方面的因素完成的。患者因为外感寒热之邪伤损正气，以致心肾气血不足，不能完成正常发音，中气虚损则伤损肾气，肾不纳气则动而喘促。当时在县医院吃了20余剂中药，都是按咽炎治疗的，症状真没怎么改善。

辨证：心肾气虚。

治法：补中益气，养心滋肾，生津利咽。

处方：人参10g，百合20g，麦冬10g，山药30g，山茱萸10g，龙骨30g，牡蛎20g，沉香4g，升麻10g，僵蚕10g，天冬20g，知母10g，石斛10g，木蝴蝶10g，牛蒡子10g，五味子10g，枸杞子15g，5剂水煎服，并配合蛤蚧1只煎水另服。

二诊：现在基本能多说十几分钟了，声音比原来也大一些了，走路感觉乏力，舌淡白，苔薄白，脉虚细。此仍为气亏引起，继续服用上方，再稍微加减。

处方：人参10g，百合20g，麦冬10g，山药30g，山萸肉10g，菟丝子20g，龙骨30g，牡蛎20g，沉香4g，升麻10g，僵蚕10g，天冬20g，知母10g，石斛10g，木蝴蝶10g，牛蒡子10g，五味子10g，枸杞子15g，10剂水煎服。

三诊：基本日常说话已无问题，身上也有力气了，夜间口干明显，必备一些水果，夜间可以解渴润喉。患者害怕病情反复，想再吃几剂以根除。

处方：人参10g，百合20g，麦冬10g，山药30g，山茱萸10g，龙骨30g，牡蛎20g，沉香4g，升麻10g，僵蚕10g，天冬20g，知母10g，石斛10g，木蝴蝶10g，牛蒡子10g，五味子10g，枸杞子15g，5剂水煎服。这次吃完药后感觉身体已经恢复到没病的时候了，并且可以正常工作了，就以清音丸、杞菊地黄丸善后。

解析：外邪伤正，主要责之于正气不足，如果正气旺盛，即使感受外邪，也可以抗邪外出。该患属于体质素虚而外感较重或时间较长，导致正气虚损而伤及心肾两脏。心肾气虚不能冲动声带，所以发声困难，并不能长时间发声，说话过多正气愈虚，多说几句话也能导致底气不续。人参、百合、麦冬、五味子养心益气；山药、山茱萸、枸杞子、天冬滋肾补肾；龙骨、牡蛎、沉香收敛纳气；石斛、知母、牛蒡子、僵蚕等清喉利咽为治标。全方补中益气，养心滋肾，生津利咽，所以取效。

9. 怔忡病案

陈某　女　66岁　患者以前就有心律失常的毛病，已经有十来年了，特别是劳累或者生气时犯病，最近几天因为收秋，活计太重，又没有好好休息，感觉心胸内部轰动难受，自汗乏力，活动后气短明显，少寐多梦，并常常噩梦惊醒，双颧骨暗红色，唇色也微紫色，颈静脉怒张，颈部动脉搏动异常，双肺听诊可见小湿啰音，心脏听诊有二尖瓣吹风样杂音，声音清晰，但范围不扩大，双下肢水肿，舌胖大青紫，舌苔薄白，脉结代。

辨证：心阳不振，心气亏损。

治法：大补元气，安神定惊。

处方：百合20g，人参20g，五味子10g，龙骨50g，牡蛎30g，浮小麦20g，桂枝10g，干姜10g，白术20g，柏子仁10g，山萸萸15g，赭石50g，炙甘草30g，附子10g，茯苓30g，5剂水煎服。

二诊：出汗已经少了，睡眠尚可，怔忡症状好转，唯有心烦加重，考虑热药较多。

处方：百合20g，人参10g，栀子10g，五味子10g，龙骨50g，牡蛎30g，浮小麦20g，桂枝10g，干姜10g，白术20g，柏子仁10g，山萸萸15g，赭石50g，炙甘草30g，附子10g，茯苓30g，5剂水煎服。

三诊：咳嗽有痰，次数明显减少，心悸失眠也明显减轻了，食欲强，身体有力气了，舌质淡红，苔薄白，脉和缓。为防止复发再服5剂巩固疗效。

处方：百合20g，人参10g，栀子10g，五味子10g，龙骨50g，牡蛎30g，浮小麦20g，桂枝10g，干姜10g，白术20g，柏子仁10g，山萸萸15g，赭石50g，炙甘草30g，附子10g，茯苓30g，5剂水煎服。服药后症状未再复发。

解析：怔忡之证为心悸之重，心气、心阴、心血、心阳俱损而为病。治疗时用药过于峻猛则伤正，即使应用补药也不可峻补，更不能过泻，以防泻而生变。但是用药轻微不能起效，也就是说起不到治疗作用。临床用药必须斟酌。该方不急不惴，不寒不热，补泻均衡，用药各有佐制，常服对身体影响也小。

第 3 章
医话篇

本章主要介绍笔者在临床中对一些疾病的看法或理解。

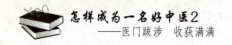

一、相反相激论

"相反相激"理论是李可老师的提法，笔者在这里阐述自己对相反相激的看法和理解。有不当之处，万望同行共同探讨斧正。

所谓相反者，就是两位药物同时应用能产生毒性反应或副作用。作为中医，历来都把相反的药物配伍视为禁地，多少年来习医者不敢越雷池半步。虽有所涉猎者，也谨小慎微，而我国著名中医大家李可先生却屡涉禁地而不畏。并且提出了相反相激的理论，这让很多人摸不着头脑。甚至认为他老人家是个疯子！笔者就此事认为，两个物体既然相反，放在一起就必然会相激，他如阴阳之两立，邪正之相争，也如两个敌人在一起时就会互相攻击，互相排斥。临床用此理论以治疗疾病，虽然有理论可依，但必须有主次之分，也就是说，两者的应用剂量必须斟酌，要分清主次，以哪味药为主，再用哪味药来激化，都要适应病情，才能使激化后的两味药产生切合实际的效力。相反者，如水火之不容，阴阳之两立，黑白之分明，两者截然不同，也比如阴阳的相互对立，由于两者在药性上相反，放到一起会发生毒性或者不良反应，也会发生更强劲的反应。医者就是利用这种强劲的相反而相激发生的效力来治病。中药配伍的相反，是两药同用就可以使药物的毒性或不良反应加强，从而威胁患者生命。但是它的毒性反应是有利于疾病的药性增加还是伤害人体的真正意义上的"毒素"？就没有更多的人更深入的研究。所以，建议以后的中医研究生们可以就此加以深化、细化研究，为中药应用提供更加科学严谨的理论支持。相激者又如刚柔之火并，水火之剧争，两者是相互对立的。正是这种对立和相争，从而激发了药物的毒性。例如：炉火正旺之时，稍加一点水，火势立刻加剧，火苗上窜，这就是相反而又相激，在相激的过程中增加的是火的威力。水火本不相容，但是在旺盛的火势中加了水，便能使火势增强，这时候的水起到了激发火势的作用。水和火从相反变成了相激。如果水加多了，就会把火浇灭了，使两者真正相反。在两者急剧相争的同时，我们看到了相激的力量。水沸腾了，蒸发了，火势反而加剧了；如果水太多了，火熄灭了，但是会产生更多的烟雾蒸腾的力量，甚至会爆炸。再如，烧菜时油热了再放佐料，油热，代表火势旺，佐料是凉的，这样油品一炸，香味立出，如果油不热就放佐料炒出来的菜肴就是不香。此冷热相反而又相激，相激之后，发生的是反而有利于事物的一面。

二、三焦的功能再论

《灵枢·营卫生会第十八》："……上焦如雾，中焦如沤，下焦如渎……"先说说"上焦如雾"吧，笔者认为这是对上焦脏腑功能的一个高度概括。上焦脏腑主要有心肺两脏，所谓"上焦如雾"者，是说明气和血的主要生理功能形态，气、血都是营养人体的精微物质，精微就是极小的有营养作用的物质，通过心脏的收缩和舒张作用到全身，使全身各脏器都能得到"血"的濡养。再通过肺的一呼一吸运动把这些营养作用的精微物质运送到全身各处。由肺脏的气推动心脏的血运送到全身就好比喷雾一样把气血输送到周身，比如喷雾器的原理，血液储存在容器里，经过气压，然后喷射而出，就形成了像雾一样的无数个小水滴，这种对机体的营养运送形态有如喷雾一般，所以称"上焦如雾"。而实际上血液循环由心脏射出的血，从大动脉到中动脉，再到小动脉，然后形成微循环，到了微循环时，里面的血液就如同微细的精微了，这也很形象的比如喷雾一般。其实上焦还有通透的作用，来自心肺的气和血，通过大血管、中血管、小血管最后由内向外把气血运送到全身，其中也包括皮肤，气和血的营养也由内向外灌注全身。在临床治疗疾病时也可以通过这种通透的方法引邪外出。中焦如沤，这里指的是中焦脾胃的消化功能，说明脾胃就好像是一个大熔炉，人进食后经过牙齿的研磨，舌的搅拌以及唾液的初步消化，进入胃里经过胃液的再消化才能进入吸收阶段。食物在消化和吸收过程中必须有足够的热量和动力才能完成。胃内有了足够的热能和充沛的动力才能把里面的食物消化成食糜，以利于肠道的吸收。体质正常的人就可以把进食的食物，指的是所有的食物甚至是冰冷的东西、难以消化的食物都能消化掉。并且把消化的食糜送到肠子里面，这也需要足够的动力，如果中焦脾胃虚寒或者感受寒湿之邪就会严重影响脾胃的消化和吸收功能。脾胃没有足够的热量，进入胃里的食物就不能腐熟，不能消化，引起消化不良甚至完谷不化，脾胃气虚，则动力不足，就不能顺利地把食糜送进肠道，就会引起胃脘胀满，嗳气，恶心，呕吐等脾胃寒凉的症状。脾胃气足，才能有热量参与消化，才能有动力把消化道食糜送到肠子里。临床用药时也是，比如党参、黄芪、白术等补气药，能使脾胃功能壮旺，这样进入胃肠道的食物才能得以正常消化吸收。石斛、麦冬等厚脾胃的药物同样也有增强脾胃消化的功能。如果脾胃虚寒则要增加附子、干姜、肉桂等大辛大热之品以扶助脾胃阳气，使阳气转化为热量，加快食物的消化。脾脏的阳气充足，则吸收能力加强，使得营养吸收充分，利于体内代谢，可以把吸收的水谷之精微升发到周身，这就是"中焦如沤"的生理功能的概括。"下焦如渎"，渎就是水渠，下焦的功能就好比水渠一样，确切一点说，它就像一条"下水道"，把人体使用过的东西代谢出去。肾脏有肾小球的滤过功能，人体的血液都要经过肾脏的滤过系统走一遍，有用的东西，重新流回到血液系统中，废物就会从肾小管的泌尿系统排出体外。肾脏的滤过或泌尿系统受到破坏，水液不能正常排出体外，人就会水中毒。这就是说，下焦不能如渎，就会堵，下水道堵了，身体就要坏，就要发生严重的病变，也就是尿毒症。同样分属于下焦的肠道，也不能堵。人体代谢后的水分从小便走了，那么那些干燥的东西，当然也不能存在于身体内，这就要从大肠排出。进入肠道的食糜通过小肠的吸收，一些精华的物质，如糖类、蛋白类、脂肪类以及钙、铁、钾、钠、氯等进入血液循环之中，参与机体的功能变化。而那些没用的废物就会从小肠进入大肠并排出体外。这就是"下焦如渎"的生理概括。治疗下焦疾病也是以通下为主，一者从泌尿系统排出湿热等邪气，二者从消化系统泻下饮食积滞和郁气瘀血等病理物质。

三、医生的谎言

医生的谎言，真正意义上就是善意的谎言。是维护患者切身利益的忠言。笔者认为这是一个治疗疾病中可取的一种方式。在临床中，有时候要顺着患者的心意去治病也会收到意想不到的效果，这时即使你所说的话是谎话，但是目的是对患者有好处，就好比是一味药材了。谎话就谎话吧，别计较就行了。比如经常遇到一些这样的患者，说他的肚子里有一个包块，自己能摸到，也不痛，使劲儿摁，有点痛，还突突直蹦。并且很多人都来看这个毛病。有点儿医学常识的人都知道，这其实根本就不是病，而是脊柱的弯曲和腹主动脉！别小看这个事儿，有的患者就是因为这个"病"，辗转求医若干，治疗若干年，花费若干人民币，就是治不好，甚至想要做手术切除！医生都说没事，可患者就是不相信，以致忧思成疾。因为他确实能摸到这个"包"！这时，要是遇到这样的患者，就要顺着患者的意思去处理。你就说这是一个病，别人没看出来，我已经治好好多这样的病了，吃药能治好，但是你这个时间太长了，去不了根。之后，开药时主要开一些疏肝解郁的药和调节神经的药，调理一下他紧张的神经，顺着他的意思，就会让他好起来的。并且不要让他再使劲儿摁了，不然会发炎或者转成其他病，患者自己就会很小心地躲着它，不再按压，时间长了就淡忘了。

临床中也可以把幽默带进诊疗工作中，会收到意想不到的效果。记得有一次，有个年轻的女孩，精神抑郁，不爱见人，也不让医生给看病。很多医生都拿她没办法，家里人把我请到她家看精神的毛病，她也死活不让，并说："开药我也不吃，我没病。"当时她有点儿感冒，明显鼻塞，我问她："你的鼻子不是不通气吗？"她说："通气！"我说道："别人的鼻子都不通气，就你的鼻子通气，这不就是病吗？"她听了以后破涕为笑，并且欣然接受了我的治疗。经过治疗和心理疏导，后来她还真就好了。

还有就是大家知道的癌症晚期患者，到底让患者知道还是不知道他的病情，一直是医学伦理学上争议的事。笔者认为，这必须不能让患者过早知道这个消息，这是一个致命的打击。因为这样会使患者在精神上遭受非常大的打击，极有可能因此而丧失最佳的治疗时机和精神动力。应该让患者积极配合治疗，不要着急地告诉他，等到以后治疗上真的没有效果可言，患者自己就会往这个方面去想，这时他一方面积极地想要治好，有迫切的治疗需求，这就有利于疾病的治疗。另一方面他会否认这个事实，认为这不会是我所得的病。当患者问起来时，无论是医生还是家属，只要稍微否认，他就会认为，这不是自己的结果。当然，治疗还是最关键的。哪怕只有一丝希望也要争取。

四、皮肤或者黏膜不知道什么时候就变白或者变黑的原因

有很多患者皮肤或者黏膜上有一处或者多处不知道什么时候就变白或变黑了，但是身体并没有什么异常感觉。所以，人们或是医生发现了这个现象，也未引起重视，听之任之。但是，这却是埋伏在身体里的一个祸害！是一个危险的信号。究其原因，主要是因为身体里有瘀滞造成的。变黑的地方，一般人都知道这是瘀血阻滞而成，可是白色的地方为什么也是瘀滞呢？其实，人体是由气血相互协调以维持生命体征的，当气机郁滞，使血液不能充盈，而被阻滞于病处之外，缺少血液充盈皮色自然变成白色，就是因为气滞而形成血瘀。大家都知道一个管子或者瓶子里面有空气的话，那么往里面注水时就会很费力，甚

至灌不进去，这就是气机郁滞则血液不能灌注的原理。比如，白癜风的皮色变白，也是因为病处气机阻滞血液不能流通引起，治疗必须以活血化瘀理气为治疗大法。气血既然瘀滞就说明你的身体有病了，如果不去理会，将来就会给身体或者生命带来危害。大家都听说过扁鹊给齐桓侯看病的故事，当时齐桓侯的病已经显现在体外了，就因为他没有感觉到不适，认为自己没有病，而是医生好治不病以为功。以至于后来，死之将至才想起扁鹊，但病已入膏肓，回天之力。所以，在这里和大家说这个事，不是骇人听闻，而是希望大家正确对待这个问题，珍惜自己的身体。发现这个现象，就应该服用一些活血化瘀的药物，如血府逐瘀丸、龙血竭胶囊、逍遥丸、活血应痛丸、独一味等药。也可以根据瘀滞所在的位置有针对性地用药，千万不可置之不理。还有在临床中你会经常发现一些年老体弱的人，他们的唇部或者舌上有颜色很明显的黑色斑片，有的已经有几年或者十几年了，虽然没有明显症状，但是这个斑片却在逐渐增多。这时即使你用了很多的活血药他的颜色也不会变化。这其实就是微循环在发生质的变化，是危险悄然来临的征兆。但是患者很少来把这个当作病来治，因为他们不知道。医生也不把这个当作一回事，因为它没有给患者带来痛苦。大家都漠然不视，危险也就潜藏得很深。

五、关于"蛇吞"治疗胃癌的传说和经历

说起胃癌，这已经是位列前三的肿瘤疾病了，严重危害人们的身心健康。对于胃癌的治疗，虽然可以手术和放化疗，但是带给患者的痛苦和预后仍不乐观，人们面对的只是叹息和无奈。就在前几天，笔者接触到一位二十多年的胃癌患者，还真是让我改变了这个看法！我就把这个激动人心的事儿一并告诉大家，让更多的人和我一起感受这个医学史上的神奇吧。

这是一个来自承德的患者，高某，男性，二十几年前曾经因胃癌被判处死刑。当时家里乱作一团，那时患者才50岁出头，身体还很强壮。也是一不小心就被患者知道了病情，虽然打击很大，患者还是一个明理的人，悲伤之余，还是想好好治一治。不过几天，得到一个偏方，说是蛇在觅食时与蟾蜍相遇，经过缠斗，就把蟾蜍给吞进肚子了。就在还没有消化完全时，最好的时机是蟾蜍的足和头部稍微融化时，把蛇抓住，剖开蛇的肚子，取出尚未消化的蟾蜍，焙干研成细末，让患者服下。剂量是一只蟾蜍分三次，一天一次。据说服完后，患者大量呕吐脓血，时间不长，居然好了。现在已经二十多年了，患者仍然健

在。时隔2年，其叔伯弟弟也得了同样的癌症，胃底鳞癌，低分化型。那年患者年龄也是50左右，这在农村还是个顶梁柱，家里的主心骨，得了这个病，整个家都要垮了，就在绝望之时，他哥就把这个"蛇吞"给送来了，虽然已经搁置好多年了，家里人还是像得到了救命稻草一样，也用了这个所谓的"蛇吞"，时间不长病情也好了。3个月后复查，竟然痊愈了。以上这两例患者都没有做手术。后来有一个47岁的承德患者，也得了胃癌，并且做了切除手术，听说这个"蛇吞"很神奇，就用了很小的量服用，后来却没有好起来。还有一个食管癌患者，服用效果也不明显。当然这是一个晚期肿瘤患者，年纪70多岁了，已经水米难进，因为吃的剂量很小，服药后并没有太大的反应，疗效自然不尽如人意。这个东西不是很容易得到，后来笔者提出一个想法，如果有效，可以养一些蛇和蟾蜍，之后把它们放在一起，肯定能得到很多蛇吞。这个提议后来被一些患者家属认同，捕捉了几条蛇，也捉到了几只蟾蜍，但是把它们放在一起十余天也没有互相攻击。又过了一周多，可能真是需要进食，两者互斗，得到了一个蛇吞。也是这个患者当时病情不是很严重，还能自己走动，形体也未见消瘦，只是胃镜确诊为低分化癌，经过其他检查，未见转移病灶。一次服用半个蛇吞，第二天是呕吐不止，后来吐出很多鲜血，体质很快消瘦了下来，经用中药益气养血、软坚散结等方法调养几个月，病情确实好转了。由于后来这个东西不太好找，也就没有更多样本记录，等以后有机会再观察其临床疗效吧。

六、颈心综合征分析

颈心综合征是一种颈原性疾病，其确切病因尚不十分清楚。大多数学者认为，其产生的原因主要是颈椎及椎旁软组织损伤或颈椎骨刺、骨赘、颈椎间盘突出或颈椎失稳等退行性病变所致的无菌性炎症，压迫、刺激颈脊神经根或交感神经链而引起的错综复杂、扑朔迷离似乎与颈椎病毫不相干的临床症状。颈部的交感神经干位于颈椎横突前方，一般有数对神经节，即颈上、颈中、中间和颈下神经节。其节后纤维分别形成心上、心中和心下神经并分布于心脏。当颈椎横突发生退行性病变，特别是第二、第三颈椎压迫或牵拉其前面的颈交感神经节，使心神经尤其是心上神经兴奋性增高，使冠状动脉收缩，发生供血障碍，即可引发类似冠心病发作的症状。笔者对于这个病的理解是，因为颈椎病变的压迫，致使本来就狭窄的颈动脉对脑供血更加不足。反而使从心脏射出的

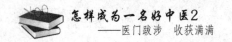

大量的血被阻隔而反流回心脏内，这么多血液从上部返回，一部分增加了心脏的负荷，另一部分突入冠状动脉之中，增加冠状动脉容量，就会发生类似冠心病的症状。这就是颈心综合征的发病过程。所以在治疗中就要解除颈动脉的压迫。以活血化瘀，通络止痛为主。

七、气血脆弱证

在临床工作这么多年，经常遇见一些稀奇古怪的病例。这些病例临床症状千奇百怪，瞬息万变，完全出乎医生的意料之外，是不按照寒热虚实的套路表现出来的。这就给治疗带来极大的不利。你看着这个病属于寒症，用了热药就会马上出现问题，你看着这个病属于热证，用了凉药就会出现变证，可又不是平常所说的真热假寒或真寒假热证。也不是平时所说的拒药现象，让你无法预料的症状也是此起彼伏，甚至让你无从下手，最终束手无策。经过多年接触和分析，笔者将此类患者归结为——"气血脆弱证"。一旦遇见此类患者，用药时必须万分谨慎，还要多听听患者的叙述，才不会出错，以便防患于未然。比如黄某，男性最初接触时20几岁，一开始表现腰酸背痛，膝胫酸软，耳鸣旋冒，心烦易怒，又因时常手淫而显疲惫，舌淡苔少，脉虚细。这本是肾阴虚损，肾精不足之证。处方：熟地黄30g，山药30g，知母10g，龙骨30g，牡蛎20g，女贞子20g，墨旱莲20g，菟丝子20g，巴戟天10g，杜仲10g，枸杞子10g，黄柏10g，黄精20g，水煎服。这些都是滋补肾阴的药物，可是患者却受不了，服药一次后即感觉头晕旋冒，头痛，浑身燥热，食入即吐，面色潮红。患者直接找到我说："你这药太热，不行，吃了受不了。你看看给调理一下吧。"但是，自己感觉用药什么问题都没有，就告诉患者再吃一次看看。可能是喝的时间短，药效还没有发挥出来呢。患者回家后又吃了两次，竟然咳血了！不得不停药，当时我也年轻，百思不得其解。详细看了看方子，也就是枸杞子、杜仲、巴戟天这三味药偏热，其余的都没事啊！况且还有那么多滋阴的东西。又过了几天，黄某来医院和我聊会儿，说他的体质一直不好，只要用药就感觉不良反应特别大。平时胃痛了，吃点胃药就着凉似的；腰痛，用六味地黄丸半丸，腰就不痛了，只要多吃半丸，就会上火，口腔溃疡，舌头也溃烂，这时要是吃败火药，比如牛黄解毒丸，一次也只能半丸，多吃一点儿又着凉了！有时感觉补中益气丸能治疗他的病，自己就服用半丸，不过两三顿又口腔溃疡了，严重时还会吐血！这时又要服知柏地黄丸，一次半丸，连着用两三次，又拉稀跑肚，甚至痢疾。这一年365天，几乎每天都在用药，可是症状一样也不见减少，已经4年多了，非常痛苦。弄得他自己心理压力特别大，家长也非常着急，却没有什么好的办法，以致以后几十年都不敢成家。

还有一个患者，男性，56岁，也是临床症状非常多，如果不去打断他，可能说上1天他的症状也会说不完。在临床治疗中，只要方子里出现白芍、防风、荆芥、羌活任何一味药，他就会告诉你这个方子我不能用。你如果感觉没有事，给他服下，就会出现口干，舌头坏，呕吐，浑身难受，腹胀等症状，这时如果立即停药还行，再连续服用就引起面部皮肤丘疹，瘙痒并且会渗出、溃烂。症状明明是腹胀、嗳气、善太息这些肝气不舒的表现，但是服用疏肝理气的药物就难受万分。睡眠不好了，平常人服用养血安神片或者其他调理神经的药物，本没有什么反应，可是到了这个患者身上就麻烦了，又吐又泻，头晕脑涨，好几天都过不去这个症状。记得笔者在没有去那里工作时，有一个多年资的医生给他针灸，开始症状好像有所好转，过几天又是不行。有一次遇见了一个熟人说，扎针灸对身体不好，他的症状马上就来了，说那个医生给扎坏了，天天找麻烦。这个医生就玩笑似的给他开了一味药，说这是治疗他的疾病最有效的药。名字叫"补中益气疏肝健脾填精益髓健脑丸"，把他打发走了，他拿着这个药名买了好长时间没有买到，就放弃了。但是，这个患者确实感觉难受，曾经有两次轻生自杀，把脖子都划破出血了。等到我去了那里工作时，医院里的医生说，过不了几天，他就会找你给他治病了。真是没有十天，他就来找我了。怎么用药也没效果，触犯到他的禁用药时，他就要警告我说，那个药不能用。至今他还是生活在无尽的苦痛之中。

笔者鉴于此类患者的特异性，把这类患者归结为气血脆弱证，和西医的免疫能力低下近似。治疗不能按照常理去理解。但是具体应该用什么药，我也搞不好。总之一定要多听听患者的想法和感受，加上自己的临床经验，充分分析并给患者以指导。并要及时改动处方和用药。

八、正气和皮肤的关系

中医上说得最多的就是"气"，这是一个广泛的含义。包括生理之气和病理之气，生理上大体有：元气、宗气、营气、卫气、五脏之气等。病理上又有风气、湿气、郁气等。这里所说的气，指人体的正气，其有名而无形，代表人体的相关能力。气能生血、生津液、生精。其实气还能生气。比如元气就能生成宗气、营气、卫气。中医说气至则血至，就是说气到了，血自然也就到了。正常人的面色润泽。所谓润，就是指血足，血足则面色光润，颜色含蓄。所谓泽，就是光泽，是气至，表现为面色明亮。久病大病或者病危的人，你如果细心观察，就能看见他的手部皮肤薄弱，腠理疏松轻浅，用手触之滑腻而弹性差；汗毛也要稀少，所以抵抗能力就下降，这时的皮肤是薄弱的。皮肤是人体的一道篱笆，气血充足则屏障坚厚，外邪难以入侵。相反篱笆弱不禁风，屏障自然就会失去作用。正常人的皮肤腠理致密，汗毛密布，皮肤纹理深而均匀，说明气足血也足，抵抗能力旺盛，故而很少生病。这就是正气充足的表现。同样可以从面部皮肤的晦暗还是明润，枯槁还是光泽也能反应正气的强弱。

九、不要和医生讲条件

在临床中经常听到有些患者和医生说："你这药煎起来太麻烦，能不能开点简单的药啊？"这就和讲价还价一样，这时如果医生做出让步，就是对患者的不负责任。有些药物如果不能按照原则煎煮，就不能发挥既有疗效。该怎样煎就怎样煎，绝不能姑息迁就。这时，医生就要严厉地拒绝这种无理要求，以期求得更好的疗效。不好好煎药是对患者不负责任，还要知道煎药人和患者的关系，有的家属根本没耐心煎药，尤其是附子、川乌什么的，不好好煎，就会出问题。对于其他问题也是这样的，不该让步时就要坚持原则。

十、大柴胡汤加味治疗手术后肠粘连

由于各种原因引起的肠管与肠管之间，肠管与腹膜之间，肠管与腹腔内脏器之间的不正常黏附叫肠粘连。形成肠粘连的原因很多，但是绝大多数都与腹部手术有关。并且是术后未按医嘱去做，临床症状很明显，往往腹痛，腹胀，嗳气，大便不畅为主要表现。治疗上没有特殊办法和疗效。笔者近几年受大柴胡汤治疗肠梗阻的启示，用来治疗手术后肠粘连，效果很好，向同仁简介一下。

处方：柴胡30g，大黄20g，枳实15g，半夏10g，桃仁20g，白芍30g，红藤20g，甘草20g，木香30g，莱菔子20g，水煎服。病程久者加党参、黄芪、白术等药；病程短者加当归、川芎、细辛等药。

病案举例

杨某　女　48岁　5年前做过阑尾炎手术，术后恢复一直可以，也没有什么不适，近半年来，经常腹痛，腹胀，嗳气，大便不畅通，一日数次，虚坐努责，日久不愈。经 B 超检查，有时可以看出来气体较多，大多数时查不出什么异常，可是患者却十分难受。在承德某医院确诊为肠粘连，但是没什么解决办法，除非再做手术。当时只是开了一些营养性的药物，痛苦却无法解除。经人介绍，来我院求治，见其身体消瘦，精神疲惫，腹胀，叩之鼓音，腹部经常鼓包，大便不畅，频频嗳气，症状并不是时时存在，只是时轻时重，轻的时候没什么感觉，重时则痛苦异常，腹部绞痛，时欲大便而不得，虚坐努责，腹胀满，干呕，吐涎沫，舌质淡红，苔黄糙，脉弦硬。

辨证：肠道郁阻，闭塞不通。

治法：消导通滞，荡涤肠胃。

处方：柴胡30g、大黄20g、枳实15g、半夏10g、桃仁20g、白芍30g、鸡血藤20g、甘草20g、木香30g、莱菔子20g、党参20g、黄芪20g、白术15g、细辛10g，5剂水煎服。

二诊：初用药后腹痛加重，时时绞痛，时或干呕，大便意频，但是大便不通，过两天症状减轻。治疗同前法。

处方：柴胡30g、大黄20g、枳实15g、半夏20g、桃仁20g、白芍30g、鸡血藤20g、甘草20g、木香30g、莱菔子20g、党参20g、黄芪20g、白术15g、细辛10g，5剂水煎服。

三诊：大便次数少了，每次解出黏胨样便少许，腹痛腹胀减轻。

处方：柴胡30g、大黄20g、枳实15g、半夏20g、桃仁20g、白芍30g、鸡血藤20g、甘草20g、木香30g、莱菔子20g、党参20g、黄芪20g、白术20g、细辛10g，5剂水煎服。

四诊：症状已经明显减轻，食欲好，只是不敢多进食，进食多则腹部症状加重，但是可以干些家务活了。为不伤正处方剂量减少。

处方：柴胡20g、大黄10g、枳实15g、半夏20g、桃仁20g、白芍30g、鸡血藤20g、甘草20g、木香10g、莱菔子10g、党参20g、黄芪20g、白术20g、细辛10g，5剂水煎服。

五诊：来诊时，患者自述已经没什么事了，要求开些中成药。根据脉象，结合全身状况，以六味安消胶囊、麻仁润肠丸善后。随访1年未复发。

解析：凡是手术后引起腹胀，腹痛的患者都要小心梗阻，发现了及时治疗，很多效果都是不错的。方子以荡涤通透为法则，加一些扶正的药物。

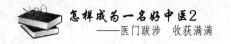

十一、阳痿症中医治疗新解

阳痿指青壮年男子性生活时阴茎不能有效地勃起，无法进行正常的性生活。多由命门火衰、心脾受损、恐惧伤肾、肝郁不舒、湿热下注等原因引起。其中命门火衰的患者年纪相对较大一些，总由房劳过度，阴精暗耗，最终导致命门之火不足，治疗以右归丸为主。心脾受损和肝郁不舒多数是由于平素生活琐事压抑，心情不舒畅，最后导致性情抑郁，对房事厌烦而成病。恐惧伤肾的患者临床遇见不多，偶有遇见也按命门火衰证治疗，临床用右归丸加疏肝安神药。湿热下注的患者和前列腺炎有一定关联，治疗时不是简单地用龙胆泻肝丸就能解决的事。还要加一些通络散结的药物。笔者在临床中看到，阳痿一病不单单是一个肾虚所能涵盖的，而以心、肝、肾三脏俱病引起，临床需要综合调理，才能有效。下面笔者把多年来治疗阳痿的经验告诉大家，供同仁参考。下面是一个示意图：

心—火—气—欲望。

肝—木—血—硬度。

肾—水—精—持久。

心者属火，主欲望，心血充足意念则生，心里想或是其他感官接触到相关性的信息，则产生这方面的想法。有了意念才会有性器官上的感触。肝者属木，主疏泄，肝藏血，肝气肝血充盛，疏泄有节。阴器阴茎属于肝经络属之地，阴茎的有效勃起必须使海绵体充血才能达到目的，这就需要肝脏藏血、疏泄、经脉络属一系列的生理功能的发挥。肝脏所藏之血，通过肝脏的疏发，经过经脉的运送使阴茎充血，也就是心火推动肝血，这样硬度才会有了。中医讲"目得血而能视，指得血而能摄，耳得血而能听"。现在笔者说："阴茎得血而能硬。"肾者属水，水者，阴柔之物，无处不到，源远流长，故有持久之喻。如果说肝为阳刚，则肾为阴精汇聚之处，与阳刚之气互结。阴阳相济共同完成此项生理功能。治疗方法，滋补肝肾以助阳，兴发心火以助兴。

处方：淫羊藿20g，菟丝子20g，当归20g，川芎15g，熟地黄30g，桂枝10g，白芍30g，枸杞子20g，鹿角霜15g，巴戟天15g，杜仲15g，龙骨30g，牡蛎30g，金樱子10g，肉苁蓉20g，补骨脂10g，黄精30g，黄柏10g，天冬20g，水煎服。该方里面有补心血，助心火的药物，有疏泄肝气，益肝血的药物，也有滋养肾精的药物。笔者治疗阳痿证大多以此为法，收效较好。

十二、辨证不准确中医也只能治标

常话说西医治标不治本，中医既治标也治本。但是如果中医辨证不准确也只能治标，而治不了本。对于一些疑难病症，如果理论浅薄，见识短绌的医师是不能识别病情的复杂，只能见寒治寒，见热治热，头痛医头，脚痛医脚。难以辨清实质，所谓窥管而已。若要辨证精准，就要博学多识，多读经典，广泛临床，充分接纳现代医学科技知识，加上自己对医学理论的参悟，对病人的人道主义，才能做到。

十三、经络的实质分析

关于经络的实质，这其实是个学术问题，是人类普遍关心而不得其解的事情。经络实质的研究是用现代科学的知识与方法探讨和阐明经络的物质基础和作用机制的。在20世纪70年代国内外就已经投入大量的人力物力进行研究。但是一直没有取得成功，只是提出了一些假设。更有一些学者希望从神经血管之外寻找到独特的经络形态学结构，也没有成功。然而，经络的客观存在已被世界公认。经络真正地存在于人体之内，只是没有发现它到底在哪里。作为一名中医工作者，笔者认为经络的实质就是络属于各脏腑的气和血化生的一条内脏与肢体肌表相连的通路。用以传达信息和指令的路径。比如肺经，就是肺脏气血化生的一条联系肺系网络（肺、气管、喉、鼻、皮毛、魄、秋、涕等）的通路，它行走于固定的区域，并与其他系统相联系而又有区别。肾经也是由肾脏气血阴阳化生的一条联系肾系网络（肾、骨、耳、发、冬、意、唾等）的通路。依此可以推断出其他经络的性质。当然，中医的五脏体系不是纯粹的西医解剖的实体器官，而是有各自功能的脏腑体系。对于一些奇经别络是一些有特定意义的免疫系统或应激系统的东西。这些只是个人的一些体会而已，有待于他人开发利用。不失为一个思路。

第 4 章
临床经验篇

介绍笔者在临床中对一些常见病和特殊疾病的治疗经验。

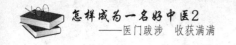

一、婴幼儿功能性腹泻的非药物疗法

婴幼儿功能性腹泻是临床中极其常见的疾病，这和患儿的饮食结构、家庭喂养方式以及患儿的自身消化能力等多方面都有关系。对婴幼儿的健康成长造成很大的威胁，对患儿家长的身心也造成相当程度的影响。这里所谓的非药物疗法，就是指医师使用多种按摩手法对患有功能性腹泻的婴幼儿多个部位进行按摩，并通过经络治病的原理，改善局部气血运行，使经络疏通，恢复脾胃功能，以调整脾胃运化功能和大肠小肠的吸收功能，从而达到治疗婴幼儿功能性腹泻的治疗目的。目前对于婴幼儿功能性腹泻的治疗，主要以口服消化和收敛性的药物为主。而病情严重的给予静脉补液的方法治疗，临床中大多数患儿并不配合，给临床治疗带来非常不便。本方法无痛苦，见效快，易于操作，患儿及家属容易接受。方法是：取干净无杂质的滑石粉适量为递质，医者一手握住患儿的手，先撒适量滑石粉，按手阳明大肠经的循行部位，另一只手的拇指自下向上轻轻推摩，一共200下，再按同样的方法按摩另一只手；然后，医者以一手固定患儿一侧足部，在患儿小腿前后均撒上滑石粉，另一只手自然地握住小腿，拇指在足阳明胃经处，其余四指放在患儿小腿后侧的足太阳膀胱经位置上，由下向上两侧一起推摩，也是200次，双侧均用同法；再将患儿仰卧抱好，撒滑石粉适量，医者用手掌顺时针按揉患儿腹部100次，再逆时针按揉100次，按揉时可抓捏患儿腹部并轻轻震动；再将患儿俯卧，在患儿背部长强穴至胸椎第八节处撒滑石粉适量，医者以一手示指、中指、环指自长强穴向胸椎第八节处推摩200次。此法对小儿功能性腹泻，临床疗效好，患儿几乎没有痛苦，适合临床应用和推广。

二、后背痛的中医论治

说起后背痛，在临床中可是经常见到的一个病症。但是中医内科的教材并没有过多叙述，后背疼痛可以涉及好多原因。病位一般指腰部以上，颈椎以下的大部分区域。病因病机主要有：触冒风寒、瘀血阻滞、肝郁气滞、劳伤气血、五脏虚损等。①触冒风寒：由于衣着湿冷或者冒雨涉水，劳汗当风，触冒风寒等原因，使经脉受阻，气血运行不畅，因而导致后背疼痛。主要表现为背部冷痛重着，转侧不利，阴雨天或者冷天加重，舌淡白，苔白，脉沉紧。治法以散寒祛风，温经止痛为主。方剂用羌活胜湿汤（羌活、独活、川芎、蔓荆子、甘草、防风、藁本）加桑枝、麻黄、薏苡仁、桂枝、荆芥、细辛等散寒祛湿的药物。②瘀血阻滞：多由跌仆外伤，损伤气血经络，气血运行不畅，阻滞不通引起后背疼痛。临床表现多有外伤史，背部刺痛，固定不移，不敢用力，甚至转动也引起疼痛，病程短者可见局部肿痛等。治法以活血止痛，化瘀通络为主。方剂用身痛逐瘀汤（秦艽、川芎、桃仁、红花、甘草、羌活、没药、香附、五灵脂、牛膝、地龙、当归）或者跌打丸。③肝郁气滞，长期情志抑郁或暴怒引起肝失调达，疏泄失职，络脉郁阻，导致背部气血运行欠畅而疼痛。临床表现为背部窜痛，游走不定，随情志因素症状时轻时重，伴胸闷气短、嗳气频频等。方以疏肝理气，活血通络为主，方剂用柴胡疏肝散（柴胡、枳壳、白芍、甘草、香附、川芎）加夏枯草、青皮、三棱、莪术、佛手、百合、川楝子。④劳伤气血，劳累过度或者劳心劳神过度，致使气血暗耗而不足，背部为督脉所属，为阳气循行之所，今气血伤损不足不能温循而疼痛。临床表现为背部酸重沉痛，常叫人敲打而缓解，移时复痛，并因为劳作而复发，舌淡，苔薄或有剥苔，脉沉细。治法以益气养血，温经止痛为主。方剂以十全大补汤（熟地黄、白芍、当归、川芎、人参、白术、茯苓、炙甘草、黄芪、肉桂）为主。⑤五脏虚损，脏腑气血不足或虚损均可引起后背疼痛或不舒，背部为诸阳之会，中央为督脉循行，督脉总督一身之阳，五脏阳气不足督脉无所主，阳虚不能温循则背部冷痛。临床表现为背部酸痛或沉痛，病程较长易于复发，每因劳累而发作，伴少气懒言，心慌心悸，纳少神疲，腰膝酸软等。治法以温养脏腑，活络止痛为主。方剂用参附汤（人参、附子、生姜、大枣）加乳香、没药、菟丝子、桂枝、当归、川芎、茯苓、薏苡仁、独活、羌活等药物。

三、血压突然下降对生命的威胁

　　无论你是医生还是护士，无论你是路人还是亲人，当突如其来的生命危机就在你眼前时，你会怎样处理呢？这关系到一条鲜活的生命是否还能延续，关系到一个幸福的家庭是否还那么温馨幸福。下面笔者就此事结合临床工作中遇到的情况与大家分享。当一个人生命遇到危险时，她都会发射出一个信号，只要你抓住这个信号，并能妥善处理，这个危险就有可能排除。排除了这个危险，这个生命就会延续下来，对于一个路人来说，救人一命胜造七级浮屠！对于亲人来说，救了这条命，你就是家庭里的大功臣！而对于一个医生来说，这就是你工作的成就！对于医院来说，救了这条命，就会迎来患者和社会上的认可，就会避免一个医疗事故！

我们都知道，人的四大生命体征是体温、脉搏、呼吸、血压，只要是保证这四大体征，生命就会存在，没有了这四大体征，人就会死。但是在我看来，这四大体征的维护，是要有顺序的，而这个顺序应该是血压、呼吸、脉搏、体温。血压是监测一个有生命力的人的最基本信息，在临床中也是较为烦琐的一项。大医院里有监测系统，在基层医院或者医院以外时，测量血压就相对麻烦了。威胁人的生命的原因有很多，除了一些车祸或者是意外伤害外，也就是疾病对生命的威胁最大了。再就是一些慢性消耗性疾病和恶性疾病威胁到生命的结果，人们都有所警惕。可是当一些突如其来的情况发生时，人们往往会措手不及。比如一些休克，像过敏性休克、疼痛性休克、心源性休克、失血性休克等，它们的发生会十分突然，十分迅猛。在临床工作中经常会遇到这些情况。这时候千万不要惊慌，在休克发生之前它会有一些症状或者说是表现的。血压的大幅下降就是休克发生之前最有力的证明。如果患者有面色发白或发绀，或者感觉异常难受，或者眼睑口唇发绀发白，第一个先要测血压！如果血压正常，虽病也暂时没有性命危险，如果血压明显下降，就要警惕休克的发生，或者提前用药治疗。前几天笔者在临床时就遇到这样一个患者，早上刚到诊室，患者刘某就说："赶紧给我看看，肚子总是抽筋，已经半宿了。"我看见患者满脸都是汗，而且口唇略有发绀，问她有没有别的不适？患者说没有其他感觉。马上测血压，100/60mmHg，问她是否头晕和心里难受，都被否认，又问平时血压高吗？回答是很高，今早为了检查身体，没有吃降压药。我立即想到了，这个患者可能有生命危险！但是我很镇静地把她带到急救室，吸氧，舌下含服速效救心丸10粒，硝酸甘油2mg，做心电图，显示心率为116次/分，心律不齐，有频发室性期前收缩，有多导联S-T改变。静脉滴注单硝酸异山梨酯注射液、丹参注射液等药，20min后患者面色恢复正常，汗也不出了，血压却升到了180/100mmHg。因为患者平时血压就是这个高度，所以不用担心。经过治疗患者很快就好了。还有很多这样的病例，就是先测血压，不明原因的突然下降，都要考虑到它的危险性。血压下降之前，都会有面色苍白，发绀等症状，如果又有疼痛、过敏、失血等原因，更要提前先测一测血压，以掌握患者的循环系统功能状态。所以说人体的四大生命体征是以血压为最重要和最先把握的。人的生命受到威胁和呼吸的关系也是非常重要的，潮式呼吸、比奥式呼吸、下颌呼吸都是呼吸衰竭的表现，可以说只要是出现以上这三种呼吸，生命就要终止了，挽救的希望很小。但是潮式呼吸有一些年老的人睡眠时就会出现，在疾病出现潮式呼吸也有希望能活过来。比如脑出血和大面积脑梗死等出现潮式呼吸也有活下来的。如果出现下颌呼吸那真是没有恢复的可能，反正笔者还没有见过出现下颌呼吸还能活下来的人。到了危重情况，脉搏表现为特别慢的，低于30次/分钟的人，很危险。脉搏特别快而慌乱无神的人，很危险。两只手都摸不到脉搏，并且双手冰冷，意识淡漠昏迷的人，很危险。

四、胃轻瘫的中医治疗

胃轻瘫属于老年性常见病之一，是指以胃排空延缓为特征的临床症候群。而有关检查未发现上消化道或上腹部有器质性病变。根据病因可分为原发性和继发性两种类型。原发性又称特发性胃轻瘫，多发于年轻女性。根据起病缓急及病程长短可将胃轻瘫分为急、慢性两种。临床上慢性多见，症状持续或反复发作常达数月甚至10余年。

胃轻瘫的动力障碍常表现为：

1. 胃窦动力低下，胃排空延缓。

2. 胃近端顺应性降低，使胃容纳性减弱。

3. 胃近端压力减低，使胃内消化液排空延缓。

4. 胃、幽门、十二指肠运动不协调。

因此，本病主要表现为胃排空延缓。常有早饱、餐后上腹饱胀以及进食后上腹不适等症状。临床有这种表现的人数很多，不一定都是胃轻瘫，也有很多因为情志不遂，胃动力不足引起。

在治疗时，胃轻瘫患者应给予低脂肪、低纤维饮食，少食多餐，流质为主，以利于胃的排空。治疗原发疾病，如糖尿病性胃轻瘫应尽可能控制高血糖，部分患者可因高血糖得到控制而使症状改善。神经性厌食患者补充足量的热卡能改善胃排空，纠正精神障碍对于症状的完全恢复也是必要的。促动力性药物，目前常用的促动力性药物有甲氧氯普胺、曲美布丁、多潘立酮和西沙必利等，这些药物能增加胃窦收缩频率和幅度，加强胃窦、十二指肠收缩的协调，用于治疗各种类型的胃轻瘫，能加速胃排空，改善临床症状。但是，甲氧氯普胺和多潘立酮长期治疗的效果不甚理想，而西沙必利长期应用仍有较好疗效。近年较为引起关注的是红霉素的促动力作用。红霉素作为胃动素受体激动剂刺激胃肠道运动，引起胃窦强大收缩，降低幽门压力，改善胃窦、十二指肠收缩的协调，促进固体食物的排空。本病由于身体气血不足引起，中医治疗原来都是以补益为原则，最近我们在临床中尝试使用通下的方法治疗，感觉效果很好。用通下的方法使胃内容物尽早排空，实际上是减轻胃肠的负担，是在补益。古人就认为"六腑以通为补，以降为和。"在通下的同时，给胃体带来运动，促进血液的流通，激发胃体本身的潜能，使其被动运动而加强其生理功能。

处方：桃仁30g，党参30g，槟榔15g，大黄10g，柴胡15g，莱菔子15g，甘草20g，黄芪30g，枳实10g，当归20g，川芎15g，水煎服。该方通中有补，补中有通，使胃的本身运动起来，激发它的本身潜能，而使疾病速愈。

对于一些虚损性疾病引起的胃轻瘫也可用黄芪建中汤，沙参麦冬汤。

病案举例一

王某　女　28岁　北京工作　属于神经性厌食症，身体极度消瘦，身高1.60m，体重只有40kg。患者对于食物好坏都不喜欢，甚至三五天也难进一顿饭，家属和患者本人都很着急，强行喂食则闻见食嗅而呕吐。多方检查没有实质性疾病，治疗数月不效，观看以前用药均为补脾健胃的药物。见其面色萎黄，形体消瘦，语声低微，短气乏力，胃脘痞胀，大便数日难行，舌淡白质瘦，苔薄白无根，脉虚细。

辨证：脾胃气虚。

治法：泻下消积，健脾开胃。

处方：桃仁30g，党参30g，槟榔15g，大黄10g，柴胡15g，莱菔子15g，甘草20g，黄芪30g，枳实10g，当归20g，川芎15g，10剂水煎服，服药后排出若干气体和胃肠内积滞，以后，食欲渐增，每天到时候就有饥饿感了。

二诊：患者虽没有明显食欲，却有饥饿感，并且面色红润，气色俱佳，已经感觉到药物的疗效了，因急于回单位，这次直接开了20剂。

处方：麦冬20g，桃仁30g，党参30g，槟榔15g，大黄4g，柴胡15g，莱菔子15g，甘草20g，黄芪30g，枳实10g，当归20g，川芎15g，石斛15g，沙参10g，百合20g，水煎服。后来患者回老家时，特意来我院说那次服药后食欲大增，已经基本好了。

解析：胃轻瘫属于脾胃气虚，以前笔者曾经很形象地比喻中焦脾胃如同一个大熔炉一样，他能把进入体内的生冷硬辣等食物化成食糜，这就需要脾胃有足够的热度和力量。脾胃会因为某种原因削弱了他的力量而虚弱。而增加胃肠动力的方法除了补益之外，就要让他多动，更能激发胃肠的潜能。

病案举例二

林某　女　35岁　北京人　从事秘书工作，工作压力大，时常废寝忘食，饮食极不规律，最近2年感觉消化能力急剧下降。进食酸、甜、冷、辣等单一味道的食物都感觉胃脘特别不舒服。最近脱发又很严重，头顶上没有多少了，很不像35岁的年纪。现在只能吃粥，而且是特烂的粥食，即使这样也要吃一些助消化的药物来帮助消化。后来，单纯的西药助消化的都不行，还要找中医开一些鸡内金、枳实、砂仁等才能消化，用三仙还受不了。月经稀少，面色憔悴，舌质红瘦，苔少，脉沉细。

辨证：*脾胃气阴两亏*。

治法：补气滋阴，健脾开胃。

处方：人参10g，黄芪40g，白术30g，陈皮15g，甘草10g，沙参15g，石斛10g，天冬20g，麦冬10g，鸡内金20g，桂枝10g，柴胡10g，枸杞子20g，墨旱莲30g，黄精30g，茯苓20g，干姜5g，龟甲胶10g，10剂水煎服。

二诊：食欲好，可以进食一些半流食，大便也能按时排，精神较以前好，看着患者的状态比原来好很多。继续服用原方10剂后，不仅食欲好，也能正常进食了。头发新生不少绒发，脸色含蓄明润了。

解析：这是一个很典型的脾胃气阴两虚的患者，方子主要以补气养阴为主，脾胃强壮，而能消化饮食，成为气血生化之源，给先天肾脏和他脏以营养。

五、慢性萎缩性胃炎的治疗

慢性萎缩性胃炎，是一种常见病，世界卫生组织将其列为胃癌前状态，尤其是伴有肠上皮化生或不典型增生者，癌变可能性更大。其发病缓慢，病势缠绵，迁延难愈，治疗棘手，中医学文献中无萎缩性胃炎这一病名，其应属于中医学中"胃脘痛""腹胀"的范畴，因为慢性萎缩性胃炎，以胃脘部痞满疼痛多见，或痞满而无疼痛，尚有少数患者无明显症状，故全国中医学会第三次脾胃学术会议认为慢性萎缩性胃炎辨证可以归属于"胃痞"证。慢性萎缩性胃炎的临床表现不仅缺乏特异性，而且与病变程度并不完全一致。临床上，有些慢性萎缩性胃炎患者可无明显症状，但大多数患者可有上腹部灼痛，胀痛，钝痛或胀满，痞闷，尤以食后为甚，食欲不振，恶心，嗳气，便秘或腹泻等症状，严重者可有消瘦，贫血，脆甲，舌炎或舌乳头萎缩，少数胃黏膜糜烂者可伴有上消化道出血，其中A型萎缩性胃炎并发恶性贫血在我国少见，本病无特异体征，上腹部可有轻度压痛。萎缩的程度，可分三级：

轻度：胃窦部浅层腺体呈局灶性萎缩，减少，而大小弯腺体正常。

中度：胃窦部及小弯腺体均有萎缩，减少，切范围较轻度广泛。

重度：胃窦部大部分萎缩、减少，仅残留少数原有腺体，大、小弯及弯腺体萎缩；或黏膜显著变薄，原有腺体完全萎缩、消失，而代之以化生腺体。

萎缩性胃炎有3种转归：

1．化生　是指胃黏膜各部分的固有腺体，变为其他类型的胃腺或肠道的腺体，如肠上皮化生、幽门腺化生。

2．增生　当腺体有萎缩、消失时，常伴随颈部腺体的增生，这是一种对损伤的修复、代偿现象。

3．癌变　为重度不典型增生的进一步发展，癌变可从黏膜的不同深度开始，有的从黏膜表面上皮开始，活检易于发现，有的从黏膜深部腺体开始，如活检取材较浅，则不易发现，此种情况应予注意。

笔者治疗慢性萎缩性胃炎属于脾胃虚弱者主要用黄芪建中汤加味，处方：黄芪30g，党参20g，桂枝10g，白芍20g，甘草10g，鸡血藤20g，半枝莲20g，半边莲20g，沙参10g，石斛15g，麦冬10g，当归15g，黄连5g，紫苏叶10g，柴胡10g，木香20g，水煎服。属于脾胃阴虚的用沙参麦冬汤加味。

有很多萎缩性胃炎患者都是以喝粥为主，时间长了，营养就会跟不上。临床中有很多医生都要告诉患者除了吃药外还要注意饮食，要多吃流食。患者都很愿意按照医生说的去做。回家就喝小米粥，天天喝，顿顿喝，时间长了，没等胃养好呢，体质却下降了。笔者在临床中会告诉患者，喝粥没问题，对萎缩性胃炎的调养也有极大的好处，但是营养跟不上整个身体就会垮，这就要求在粥里做文章，可以加一些鸡汤、鱼汤、大骨头汤、果汁、蔬菜汁、肉末等，也可以加少量的盐或其他调味品。这样既保护了胃，又给予身体营养。

六、中药治疗胆结石的优势

胆结石是临床中很常见的一个病种，有胆囊结石、胆管结石、肝内结石之分。其中胆囊结石更为多见。病情有轻重，病程有长短，严重的还会危及生命。西医治疗主要为非手术和手术两种，手术对人体伤害较大，西医非手术治疗疗效又不可靠。而中药治疗近几年则有明显优势，第一，痛苦小；第二，花费低；第三，疗效好。笔者近几年应用中医中药治疗胆结石患者若干例，收效很好，前几年笔者还应用下面这个方子治疗，疗效虽然可以，还是不太成熟，治疗起来底气不足。最近2年笔者又改进了一下，疗效明显提高，治疗的底气自然也就足了。

处方：金钱草60g，海金沙30g（包煎），茯苓20g，鸡内金20g，虎杖20g，大黄15g，芒硝2g（冲服），茵陈30g，郁金15g，柴胡15g，枳实15g，陈皮20g，牡蛎30g，桃仁20g，水煎服。开始服药时会腹泻，也许会很重，但是过几天即使还是这个量也不那么泻了。胆石症都是因为湿热结聚，不得疏发，日久成石，方中大量清泻湿热的药物，使结聚在肠腹的积聚痛快地排出防止再次结聚。一些软坚散结的药物能把结石变小、变软、开裂，时间久了，顽症自会痊愈。笔者曾经治愈好几例胆囊充满型的结石患者，这就是中医的优势！

七、大量应用黄芪、附子、甘草、川芎
改善微循环

微循环障碍是血液成分的改变，使管腔狭窄，血液流速或减慢或血栓形成，使局部组织缺血缺氧甚至坏死，引起一系列临床症状，微循环畅通百病不生，微循环障碍是百病之源。一旦人体的微循环发生障碍，其相应的组织系统或内脏器官就会受到影响而不能发挥正常功能，就容易导致人体的衰老、免疫功能的紊乱以及疾病的发生。

微循环是微动脉与微静脉之间毛细血管中的血液循环，是循环系统中最基层的结构和功能单位。它包括微动脉、微静脉、毛细淋巴管和组织管道内的体液循环。人体每个器官，每个组织细胞均要由微循环提供氧气、养料，传递能量，交流信息，排除二氧化碳及代谢废物。

一旦人体的微循环发生障碍，其相应的组织系统或内脏器官就会受到影响而不能发挥正常功能，就容易导致人体的衰老、免疫功能的紊乱以及疾病的发生。正常情况下，微循环血流量与人体组织、器官代谢水平适应，使人体内各器官生理功能得以正常运行。因为人的毛细血管极细极长，而且其中的血液流速极慢，每秒只能流动0.41毫米。在这么长的血管中，经常有一些杂质如胆固醇、酒精、尼古丁、药物残渣、化学残留物等混在血液中，它们不但使血管壁变厚，还会堵塞血管，造成血液运行不畅。因此，人体如果不注意保健预防，微循环很容易发生障碍，产生瘀滞，使新陈代谢不能正常进行，轻则造成机体功能退化，严重时就导致疾病的发生。

目前医学研究，人的衰老、生病都与微循环功能障碍有关这是比较公认的学说。那么微循环障碍会起哪些疾病呢？①神经系统：脑部发生供血不足，脑细胞得不到充足的氧气、养料，代谢产物不能充分顺利排出，而导致头晕、头痛、失眠、多梦、记忆力下降、神经衰弱，重者会发生脑梗死、中风等症。②心血管系统：心脏发生微循环障碍，引起心肌供血不足，产生胸闷、心慌、心律不齐、心绞痛等冠心病的症状，甚至发生心肌梗死。③消化系统：胃是后天之根本，如果胃部微循环发生障碍，就会引起胃的功能紊乱，营养吸收不良，发生胃炎、溃疡病以及其他胃部病变。④肌肉关节系统：肌肉、关节微循环障碍，代谢产物堆积，会产生全身肌肉酸痛、麻木、冰冷等症状；四肢微血管堵塞不通，会造成脉管炎、下肢静脉曲张，严重出现跛行，刀割样痛。颈、肩、腰、腿功能退行性病变。⑤妇科系统：有许多妇科病均与微循环有关，如痛经、月经不调、小腹下坠感、附件炎、子宫肌瘤都与气血不通、气滞血瘀有关，气滞则痛，血瘀则肿。⑥皮肤科：随着年龄增长，皮肤的微血管减少，供血、供氧不足，表现皮肤营养降低，出现皮肤弹性下降，出现松弛和皱纹、黄褐斑、老年斑、眼周过早出现鱼尾纹、眼袋等，如果注意面部皮肤保健，使用中药帽子、眼罩均可改善上述情况。笔者在临床治疗时以黄芪桂枝五物汤加减为主方收到很好的效果。最近几年从方中发现附子、黄芪、甘草、川芎这几味药对于改善微循环效果超好。对于由微循环障碍引起的疾病如肾病综合征、脑血管硬化、下肢血管病变等有很好的疗效。

八、半夏秫米汤治疗失眠

失眠在临床中是非常多见的一种神经方面的疾病，治疗上有养血安神、重镇安神、解郁安神、养心安神、祛痰安神、清心安神等方法。只要对症失眠的治疗都很见效，对于一些失眠时间较长的患者，笔者应用半夏秫米汤治疗，效果很好，现介绍给大家。《灵枢·营卫生会第十八》"……气至阳而起，气至阴而止。"这里的起，是指寤，也就是醒的意思；而止，是指寐，也就是睡觉的意思。其中还说"壮者之气血盛，其肌肉滑，气道通，营卫之行，不失其常，故昼精而夜瞑。老者之气血衰，其肌肉枯，气道涩，五脏之气相搏，其营气衰少而卫气内乏，故昼不精而夜不瞑。"这里面讲的"气"实际上是指卫气。正常情况下卫气白天时循行于阳经，人就能进行日常的生理活动，晚上时卫气循行于阴经，此时营卫之气皆入于阴，则人安卧而眠。名曰"合阴"。半夏秫米汤是古代治疗失眠的一个有效的方剂，对于营卫之气不调而引起的失眠效果很好。在煎服法上也是很有讲究的，要用甘澜水煎煮，甘澜水就是泉水以瓢扬千万遍，取其流畅而不滞的意思。组成只有半夏和秫米两味药，使阴阳通调，而入睡的意思。

病案举例一

朱某　女　61岁　患者有病5个多月了，白天几乎没有任何症状，每到夜间入睡前则感觉异常恐惧，身体也明显不舒服，就在似睡非睡时，感觉有气从身体里冒出来一样，这时就必须摇晃身体，呻吟呼叫，还必须叫出声音来，才能睁开眼睛，身上还觉得发热，不敢睡觉，曾经吃过很多镇静安神的中西药品，往往无效。几个月来是非常痛苦，后来没办法相信迷信，以为是癔症，看了好多地方，仍然不见效。

辨证：阳不入阴。

治法：引阳入阴。

处方：半夏30g，白术20g，薏苡仁30g，茯苓30g，龙骨40g，牡蛎30g，陈皮10g，桂枝10g，麦冬10g，灯心草4g，以长流水，瓢扬百遍煎水服，5剂水煎服。

二诊：近几天，夜晚睡眠有所安稳，不再呻吟呼叫和摇晃身体了，睡眠质量有所提高，而且有时可以安然睡上一晚。

处方：半夏30g，白术20g，郁金15g，百合20g，薏苡仁30g，茯苓30g，龙骨40g，牡蛎30g，陈皮10g，桂枝10g，麦冬10g，灯心草4g，5剂以甘澜水煎服，尽剂而愈。

解析：半夏性温有小毒，煎药之前要用温水洗尽表面的白矾，防止引起呕吐。半夏乃半表半里之药，易于引阳入阴，或者引阴出阳，调节半表半里之上

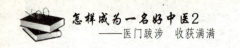

品。半夏、白术、薏苡仁、茯苓、陈皮、桂枝健脾化湿，使神气清爽易于入阴而眠，郁金、百合、麦冬、灯心草清心安神；龙骨、牡蛎以镇之，则阳气得以顺利入阴而睡眠。

病案举例二

贾某　男　69岁　半月来每晚睡觉前自觉全身拘急不舒，必须伸欠活动方可，如此半小时左右，才能平卧床上，之后伴有不自主的呻吟号叫，声音高亢突然，这样也要十几分钟，然后才可入睡。但睡眠浅相，多噩梦纷纭，白天劳作就和没有病一样。这却苦了老伴儿，白天老头对她呼三喝四的，晚上还要一惊一乍的，吓得老伴儿也不敢睡觉。实在烦了，就用脚踹两下把老头弄醒。这一醒，可能一晚上也就干瞪着眼睛了。实在受不起罪了，就商量着到我院看一看。见其精神萎靡不振，询其饮食尚可，舌淡，苔左面干黄，右面薄白，脉弦细。

辨证： 阳不入阴，心经火盛。

治法： 引阳入阴，清心安神。

处方： 半夏30g，薏苡仁30g，桂枝10g，白术20g，党参20g，柴胡15g，白芍20g，茯苓15g，百合20g，龙骨40g，牡蛎30g，苍术10g，5剂水煎服。

二诊： 服药3剂时开始见效，这两天睡前仅感周身不适，没有大呼小叫的了，而且睡眠质量也明显好转。

处方： 半夏30g，薏苡仁30g，桂枝10g，白术30g，党参20g，柴胡15g，当归10g，羌活10g，白芍20g，茯苓15g，百合20g，龙骨40g，牡蛎30g，苍术10g，5剂水煎服。

二诊： 晚上可以正常睡眠了，而且睡眠质量也好，老俩口都很高兴，为了防止复发以同仁安神丸、补中益气丸、刺五加片善后。

解析： 凡是临床中见到睡眠初始，入睡困难，症状各异，而睡后一如常人的，大都是由于阳不易入于阴分而来。治疗就是半夏秫米汤加味。

病案举例三

杜某　男　46岁　半年前由于劳累过度，晚上回家又喝了太多的酒，一晚上也没有休息好，第二天晚上，刚要睡着时，也就是似睡非睡时，口里哼哼叫了几声，同时不自觉的两腿乱踢，然后就醒了，之后过了好长时间才能入睡。以后每天睡觉前都要这样，甚至是轮胳膊、踢腿，闹得妻子每晚睡觉都提心吊胆，一不小心还要挨揍！开始没有当回事，后来天天这样，就感觉可能有病了。有一次孩子发热来我院就诊时，顺便问问我，这是不是病？我就告诉他这是卫气不和，阴阳交替不顺，用不了多少药就能治好。看其面色枯槁无华，晦暗无光泽，知其气血均亏，食欲欠佳，胃气不和，舌质淡白，苔灰滑，脉聚关弦紧，尺脉沉弱。

辨证：阳不入阴，肾精亏损，营卫不和。

治法：调和营卫，引阳入阴，滋补肾精。

处方：半夏30g，白术20g，茯苓20g，胆南星10g，薏苡仁30g，龙骨40g，牡蛎30g，白芍30g，苍术10g，葛根30g，陈皮20g，防风15g，党参20g，黄芪30g，桂枝15g，甘草10g，百合20g，五味子10g，5剂水煎服。

二诊：患者没想到，吃了5剂药病情就好了，连续3天可以正常睡眠，不再哼哼了，手脚也老实了，就是腰酸痛，为了更好地改善睡眠质量，要求再吃几剂药，根据脉象关部已较平和，原方加温补肾精的药物。

处方：半夏30g，白术20g，茯苓20g，薏苡仁30g，龙骨40g，牡蛎30g，白芍30g，杜仲10g，葛根30g，巴戟天10g，防风15g，党参20g，黄芪30g，桂枝15g，甘草10g，百合20g，菟丝子20g，5剂水煎服，尽剂而愈。

九、鼻前庭炎病案

刘某 男 20岁 5个月前因为过度饮酒后又睡卧热炕，第2天起床后就感觉鼻子不通气，鼻头红肿，流黄浊涕，有时流黄水，鼻头刺痒总用手去抠，过几天鼻孔里结黄痂，红肿明显，口服香菊片和一些抗生素不见效，又吃了几剂中药也不见效。反复发作已经5个多月了，因为原来总在外边，这几天回家来了，家长就带着孩子来看病了。这是鼻前庭炎，是一个比较麻烦的病，这个病程较长，有时会延续几个月才好，而且还会反复发作。

辨证：肺胃湿热。

治法：清热解毒，利湿止痒。

处方：金银花15g，连翘15g，玄参30g，牡丹皮10g，赤芍10g，蝉蜕5g，当归10g，黄芩15g，半夏10g，车前子20g，紫草10g，槐花20g，5剂水煎服。

外洗方：苦参40g，黄柏30g，侧柏叶20g，川椒20g，大黄30g，白鲜皮20g。

二诊：鼻前庭部已经清爽，黄色结痂大部脱落，通气也痛快多了，为防止复发再吃几剂药。

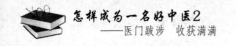
处方：金银花15g，连翘15g，玄参30g，牡丹皮10g，赤芍10g，防风15g，当归10g，黄芩15g，荆芥10g，车前子20g，紫草10g，槐花20g，5剂水煎服。

三诊：用药后，已经痊愈了，再以连翘败毒丸、湿毒清善后。

解析：因为湿性黏滞，不易速愈，湿邪流连与气血搏结，故而病情反复难愈。方中金银花、连翘清热解毒；玄参、牡丹皮、赤芍、紫草、槐花、车前子清热凉血；黄芩、半夏燥湿清热；当归和血，蝉蜕祛风止痒。外用药燥湿止痒，清洁皮肤，使内外湿热得解，郁滞消除则顽疾可愈。

十、胃气上逆病案

张岩　男　6岁　家长代述，患儿每于夜间睡着后，就用手捶胃脘部，继而辗转反侧，剧烈时则起床乱蹦乱跳，之后就会干呕或者呕吐一口食物，吐后再继续睡觉。每天都要这样闹上一两次，已经一年多了，经过治疗总不见好转，孩子太小又不敢做胃镜，家里人都很着急。刻诊：精力充沛，言清语利，反应敏捷，面色萎黄，形体瘦削，腹胀大膨隆，叩之鼓音，胃脘按之发凉，触痛不明显，舌淡白苔白，脉沉弦。

辨证：*脾胃虚寒，胃气上逆*。

治法：温中散寒，和胃降逆。

处方：沙参10g，石斛10g，麦冬10g，竹茹5g，茯苓5g，半夏5g，干姜5g，吴茱萸3g，砂仁5g，紫苏梗5g，沉香4g，桃仁4g，木香4g，枳实4g，水煎服3剂。

二诊：服药后症状明显减轻，夜间已经不吐了，但是还能听见胃脘部贲响，孩子已经能安然入睡了。腹部不胀了，饮食如常，面色仍萎黄，属脾胃虚寒证。

处方：党参5g，黄芪10g，沙参10g，石斛10g，麦冬10g，干姜5g，吴茱萸3g，竹茹5g，茯苓5g，半夏5g，砂仁5g，紫苏梗5g，沉香4g，桃仁4g，木香4g，枳实4g，3剂水煎服。

三诊：食欲增强，面色红润，夜间能安然入睡，未再哭闹和呕吐，舌质红，苔薄白，脉和缓有力。以参苓白术散调补10天而愈。

解析：胃以降为和，六腑以通为用，胃气下降使消化之物到肠中吸收，但这也要有力量才能下去，没有力量或者力气小了，不但不能下降到肠中，反而会向上逆流而呕吐。所以治疗时应该通降的同时给胃以力量，即以补止吐。

十一、寒郁气滞型腹痛病案

吕某 男 41岁 主诉：反复脐周腹痛1年半，近1周加重。该患于1年半前，由于经常躺在地上修车，有时一躺就是半天，逐渐引起腹中雷鸣，大便稀溏，四肢末端冰冷，渐渐引起脐周疼痛，初起疼痛较轻，未理会，继而加剧。痛剧时则翻滚叫喊，历时十余分钟，方能缓解。反复发作，经在当地治疗不见缓解，后来到县医院找中医调理，多数还是按照着凉治疗，就是效果不佳。今日来我院就诊。查见患者面色青白而晦暗，以手按腹，难以直立；听诊，肠鸣音亢进；触诊，肚皮冰冷，腹肌微紧，并未见哪里明显压痛。询问得知大便时干时稀，常伴不化食物，舌色微青，苔灰滑，脉沉紧。

辨证：寒郁气滞。

治法：祛寒止痛，温中散寒。

处方：附子30g（先煎），细辛10g，白芷15g，炙甘草60g，防风30g，桂枝15g，柴胡10g，党参20g，黄芪30g，全蝎4g，桃仁10g，白芍20g，乌药10g，干姜10g，3剂水煎服。

二诊：服药后，患者腹泻如水若干，因病性质属寒，今用热药而反泻下如水物，说明所泻下的都是寒湿之邪气，虽泻也不可惧，不必用止泻药。今晨来时腹泻仍然不止，但是肚子却舒服多了，即使疼痛，程度也减轻不少。

处方：附子30g（先煎），细辛10g，白芷15g，炙甘草60g，防风20g，桂枝15g，柴胡10g，党参20g，黄芪30g，薏苡仁20g，桃仁10g，白芍20g，乌药10g，干姜10g，3剂水煎服。

三诊：腹泻不药而愈，腹痛也已经明显好转，虽然还有时疼痛，但次数少，程度轻了，手脚热乎了，说明药物的作用已经产生了。

处方：附子20g（先煎），细辛10g，白芷10g，炙甘草30g，防风20g，桂枝15g，片姜黄10g，党参20g，黄芪30g，薏苡仁20g，桃仁10g，白芍20g，乌药10g，干姜10g，3剂水煎服。

四诊：症状几乎消失，为防止再犯，家属要求再吃药巩固。

处方：附子20g，细辛10g，白芷10g，炙甘草30g，防风20g，桂枝15g，片姜黄10g，党参20g，黄芪30g，薏苡仁20g，桃仁10g，白芍20g，乌药10g，干姜10g，3剂水煎服。本来很严重的病，区区十余剂药就根本解决了。

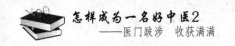

解析： 病情为寒盛之证，寒性拒急收引，所以疼痛剧烈，处方大辛大热，大通大利，使积聚于肠中的寒湿外邪速去，所以取效迅速。

十二、小儿气厥虚证病案

李某　男　3周岁　1年前由于孩子都要到医院接受防疫口服麻痹糖丸，患儿当时没有什么病，可是就在服用"糖丸"后大约5分钟，孩子有很强的大便意，并且腹痛，迫不及待地就排了一些黏胨状物，之后总是哭闹，烦躁不安，晚上睡眠不安稳。第二天，孩子就看着没有精神，不愿站立和玩耍，异于平常，总要求家长抱着。后来，中午时孩子在奶奶怀里突然面色苍白，意识丧失，手足冰冷，二目上视，身上汗出，呼之不应。赶紧送往县医院，途中自己就好了。到县医院检查并没有查出什么毛病，开了一些无关紧要的药，就回来了。过了两天，也就好了。后来孩子总在饮食上缺乏主动，不愿意吃饭，也犯过3次这样的病。大小医院看不出病来，家属都很着急，也耽误孩子的发育，身高和营养状态都较正常孩子差。

辨证： 气厥虚证。

治法： 大补元气，回阳止厥。

处方： 人参5g，黄芪10g，龙骨10g，牡蛎10g，附子5g，炙甘草5g，枳实4g，桂枝4g，白术5g，天麻4g，白芷3g，白芍4g，3剂水煎服。因孩子较小，怕无法喝药，就先开3剂试一试。

二诊： 服药虽有一些费劲，还是能将就喝下去。这几天精神好多了，食欲还差一些，既然能喝药，就正常开药。

处方： 人参5g，黄芪10g，龙骨10g，牡蛎10g，附子5g，炙甘草5g，枳实4g，桂枝4g，白术5g，天麻4g，白芷3g，白芍4g，5剂水煎服。

三诊： 现在孩子的精神状态比以前好多了，食欲增长，跑起来有力气了，因为孩子平时发病也是没有规律，不知道以后还犯不犯，既然现在状态好了，就要多用药。

处方： 人参5g，黄芪10g，龙骨10g，牡蛎10g，附子5g，炙甘草5g，枳实4g，桂枝4g，白术5g，三仙各5g，麦冬5g，天麻4g，白芷3g，白芍4g，5剂水煎服。

四诊： 从孩子这段时间的体质和精神状态看，比以前好很多，虽没有发病，但是不知道以后还会不会发病。家属问我怎么处理这个事，要一直吃药吗？我说，如果他的身体复原了，那么脉象、精神状态、食欲等都会正常，那也就不会发病了。调整一下方子再吃10剂，好了就不用吃药了。

处方：人参5g，黄芪10g，龙骨10g，牡蛎10g，附子3g，炙甘草5g，百合10g，桂枝4g，白术5g，三仙各5g，麦冬5g，天麻4g，葛根6g，白芍4g，10剂水煎服。随访2年未发，而且发育已经超过正常孩子的身高。

解析：此患因为发病时间为口服疫苗期间，所以家属一直以为和疫苗有关。但是不管是否疫苗引起都要根据现在的情况进行辨证治疗。这是明显的气虚而厥的病例，治疗应以大补元气为主。人参、黄芪、白术三味补气主药齐用，补气之力甚足；龙骨、牡蛎收敛固涩并能镇惊；桂枝、炙甘草、附子温阳益气；天麻、白芍息风止痉，全方大补元气，回阳止痉，达到纠正病因而祛除病证的目的。

十三、脱发病案

王某　男　20岁　虽然患者只有20岁可是最近头发已经脱得很严重了。询问其发生原因，是原来每天早上洗脸时都要洗头，有时尽管天气很凉了也要用冷水洗头，这样有1年多了。还要用很多的洗发液，并且洗完还打上护发剂啊，吹吹风啊什么的。最近一段时间不敢洗那么勤了，一周也要洗上两三次。可以说就是因为过于臭美而付出的代价。现在患者的头顶上已经明显看见头皮了，自尊心明显受挫。希望治愈的心理也十分迫切。因为患者的其他方面还是很健康的，没有什么病态，只是脸色稍微有一点晦暗。

辨证：_血虚。_

治法：益气养血，补肾固发。

处方：侧柏叶15g，桑叶15g，当归20g，川芎15g，白芍20g，熟地黄30g，黄精30g，女贞子15g，墨旱莲20g，菟丝子20g，党参20g，黄芪20g，蒺藜20g，藁本10g，防风10g，天冬20g，水煎服，一日一剂，连服10剂，并以生姜外搽，取生鲜者，无腐败，无冻伤者为佳。

二诊：头上已经有新生绒发，头皮微痒，治疗方法没有多大变化。

处方：白芷10g，荆芥10g，侧柏叶15g，桑叶15g，当归20g，川芎15g，白芍20g，熟地黄30g，黄精30g，女贞子15g，墨旱莲20g，菟丝子20g，党参20g，黄芪20g，蒺藜20g，藁本10g，防风10g，天冬20g，水煎服，一日一剂，连服10剂。

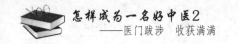

三诊：患者头发已经基本长出来了，嘱其以后洗头不可过于频繁，尽量少用洗发液和吹风机打理头发。以养血生发胶囊，人参养荣丸善后。

解析：洗发液或者护发剂什么的都是一些酸碱性很强的化学物，对头发影响还是很大的，加上天天冷热水刺激，头发不脱就怪了。治疗主要以益气养血，补肾固发为主，还要注意疏散风寒，另外还要注意保护好头发的生长环境。

十四、心肌梗死治疗

心肌梗死又叫心肌梗塞，心肌梗死是冠状动脉闭塞，血流中断，使部分心肌因严重的持久性缺血而发生局部坏死。

临床上有剧烈而较持久的胸骨后疼痛，胸闷，憋气，进行性心电图变化，可发生心律失常、休克或心力衰竭，严重者可以危及生命。

冠状动脉梗阻病案

张某　女　53岁　体型较胖，冠心病病史5年，平时靠服复方丹参片或银杏叶片维持。突然在十几天前夜里出现心前区压迫性、窒息性疼痛，幸好家里有速效救心丸，赶紧取七八粒舌下含服，过二十余分钟不见缓解，遂到县医院急诊，急诊以心肌梗死介绍入院。在县医院住院治疗病情稳定好转，但症状仍然很重。过几天又到承德某医院进一步检查，发现冠状动脉堵塞约80%，并且有三处重要血管堵塞，医院要求做心脏冠状动脉支架。患者家属因经济问题拒绝手术，并在症状缓解后出院，因为出院了也一直疼痛，就来我院改用中药治疗。见其面色晦暗发青，舌色紫红，舌下络脉屈曲色青明显，伴有心慌气短乏力，稍活动则症状加重。

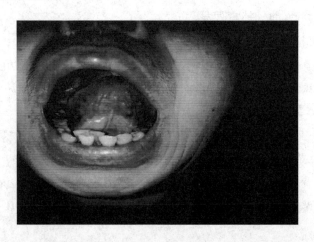

辨证：心脉瘀阻，痰浊阻塞。

治法：破血逐瘀，开胸豁痰。

处方：瓜蒌30g，薤白10g，半夏15g，人参10g，丹参30g，桃仁15g，水蛭5g，延胡索15g，赤芍15g，牡丹皮10g，桂枝10g，黄芪50g，降香20g，檀香4g，五味子10g，龙骨30g，牡蛎20g，水煎服，5剂一个疗程。嘱其少活动，不能生气，禁忌辛辣食品，安心静养几日。

二诊：药后患者感觉效果还可以，胸前感觉有松快的时候了，还是不敢活动。睡眠差，食欲差，说话不敢大声，舌脉同前。

处方：瓜蒌30g，薤白10g，半夏10g，人参15g，丹参30g，桃仁15g，水蛭5g，柴胡15g，赤芍15g，牡丹皮10g，桂枝10g，黄芪50g，降香20g，檀香4g，细辛10g，龙骨30g，牡蛎20g，干姜10g，水煎服，因为有效这次方子稍微改动一下后，就开了10剂。

三诊：患者感觉症状明显好转，心前区不怎么痛了，心慌心悸的感觉轻了，但是一活动还有感觉，查心电图，ST段较以前好转。

处方：瓜蒌20g，薤白10g，半夏15g，麦冬10g，人参15g，丹参30g，桃仁10g，水蛭5g，柴胡15g，赤芍10g，牡丹皮10g，桂枝10g，黄芪50g，百合20g，檀香4g，细辛10g，龙骨30g，牡蛎20g，干姜10g，水煎服，连服15剂后。

患者又到承德某医院做了冠状动脉造影，准备如果不行就直接手术，要是好转就继续吃中药。结果事遂人愿，冠状动脉堵塞50%以下！回来又继续服用中药30余剂，症状基本消失。嘱其饮食清淡，慎食重口味及油腻食品，可以适当活动，少生气，后随访2年身体一直很好，冠心病未发作。

解析：所谓真心痛，在西医来说就是心肌梗死，比心绞痛还要危险，有猝死的可能。瓜蒌、薤白、半夏开胸散结，理气止痛；丹参、桃仁、水蛭、赤芍、牡丹皮、檀香活血破瘀，理气通络；人参、黄芪、干姜温阳通脉，鼓动气血；全方药力峻猛，拯救了心脏堵塞危险，可见非峻猛之药难以通利血脉。

十五、哮喘病案

姚某　女　49岁　2个月前无明显诱因出现流涕，咳嗽，鼻塞，胸胁审痛，阵发性哮喘，在当地卫生所按支气管感染输液治疗7日，效果一般，每天仍然阵发性发作。后在乡卫生院做胸透显示为肺纹理增粗紊乱，血常规正常。治疗月余仍反复发作。今晨来我院就医，问其咳痰为白色泡沫痰，遇风寒咳嗽加

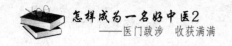

重，形寒怕冷，舌淡白苔白滑，脉浮紧。

辨证：风寒束肺。

治法：散寒解表，宣肺平喘。

处方：麻黄10g，附子10g，细辛10g，桂枝10g，白芥子10g，炙甘草20g，防风10g，荆芥10g，干姜10g，沉香4g，百部10g，厚朴15g，黄芪30g，5剂水煎服。

二诊：患者服药后感觉咳嗽减轻，吐痰量多，鼻塞和哮喘发作也较前好转，但是大便特干，如羊粪状。治疗还应加润肠的药物。

处方：杏仁10g，紫苏子15g，麻黄10g，附子10g，细辛10g，桂枝10g，白芥子10g，炙甘草20g，防风10g，干姜5g，沉香4g，百部10g，厚朴15g，黄芪30g，5剂水煎服。

三诊：咳喘均明显见效，痰也少了，身上也热乎了，开中成药鹭鸶咯丸、返魂草颗粒、通宣理肺丸收工，随访1年未复发。

解析：此风寒袭肺，寒伤肺阳之喘证。治疗以麻黄附子细辛汤解表宣肺为主，加白芥子、干姜、百部温化寒痰；杏仁、紫苏子、厚朴、沉香化痰平喘，使肺气宣畅通利，咳喘自止。

十六、厥证病案

宋某 女 33岁 该患者平素气短乏力，时常心慌，面色㿠白，有时稍微累一点儿就自汗，难以站立，摇摇欲坠的样子，且食欲欠佳。最近一个月内又先后两次发生晕厥，后来这次还把额头碰流血了。患者神情淡漠，少气懒言，舌也淡白，苔薄白，脉虚细。

辨证：气血衰少，气厥虚证。

治法：峻补气血，温阳回厥。

处方：红参10g，桂枝10g，炙甘草20g，黄芪50g，当归10g，川芎15g，熟地黄30g，山茱萸20g，龙骨30g，牡蛎30g，五味子10g，枸杞子15g，干姜10g，三仙各15g，白术20g，麦冬10g，水煎服，5剂一个疗程。

二诊：上次用药后再未发生晕厥，感觉身体热乎了，说话也有力气了，头不晕，睡眠稍差，面色红润，舌红苔少，脉均匀有力。症状已经明显好转，就按原来的方子减轻剂量再服5剂，并嘱其加强体质锻炼。

处方：红参10g，百合20g，桂枝10g，炙甘草10g，黄芪30g，当归10g，川芎10g，熟地黄30g，山茱萸10g，龙骨30g，牡蛎30g，五味子10g，枸杞子10g，干姜6g，三仙各15g，白术10g，麦冬10g，5剂水煎服。

三诊：这段时间虽未发生晕厥，却有几次头晕，心慌心悸症状，这时只要平卧几分钟就好了，患者面色已经红润，脉象缓和。

处方：红参10g，百合20g，桂枝10g，炙甘草10g，黄芪30g，当归10g，川芎10g，白芍20g，天麻10g，熟地黄30g，山茱萸10g，龙骨30g，牡蛎30g，五味子10g，枸杞子10g，干姜6g，三仙各15g，白术10g，麦冬10g，5剂水煎服。之后患者身体素质就上来了，也不感冒了，吃饭能吃了，干活都有劲儿了。随访2年未复发。

解析：其实厥证在临床中非常多见，和西医的短暂脑供血不足、休克相关。治疗也要温补为主，补肾养心，降逆平肝等方法相参应用。

十七、坐骨神经痛病案

袁某　男　54岁　现在门诊中因为坐骨神经痛而就医的患者实在是太多了。今天这位也是深受坐骨神经痛折磨的一位，一进诊室，走路猫着腰，用手掐着大腿。据说已经半年多一直就没好过，疼痛起来真是刻骨铭心啊。如同针扎一般，又痛又麻，连走路都特别费劲。先开始做了一段时间理疗、按摩、中药离子导入，后来又是针灸又是封闭的也不见效。看了家属手里拿着的一摞片子，有CT，有DR片，也有普通的X光片，还真不是什么特别的病，就是腰椎间盘突出压迫神经引起的坐骨神经痛。处理方法：静脉滴注20%甘露醇250ml，一日一次静脉点滴；0.9%盐水250ml，克林霉素0.6g，一日一次静脉点滴，并配合中药熏蒸。

处方：伸筋草30g，透骨草30g，乳香15g，没药15g，当归30g，红花15g，羌活15g，细辛10g，黄柏30g，赤木20g，腰部熏蒸，一日一次，20分钟。内服中药：骨碎补15g，乳香4g，没药4g，蜈蚣3条，土鳖虫5g，菟丝子20g，狗脊20g，桂枝15g，独活10g，白芍40g，葛根30g，怀牛膝30g，穿山龙30g，杜仲15g，巴戟天15g，细辛10g，水煎服，5剂一个疗程。同时配合西药非普拉宗、美索巴莫口服。治疗一周效果显著。

按：此类患者如果时间长不好的，都要以补肾为基本方法，补钙也是一个很好的措施。笔者在临床时，对于那些久治不愈的患者都要补肾与补钙同时进行，收效很好。

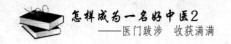

十八、劳伤病案

刘某　男　53岁　建筑工人，每天由于劳累过度，引起四肢关节疼痛，为了挣钱也不耽误工作，坚持上班，到了歇工的季节才停止干活，好不容易不干活了，第二天又在回家的路上骑车时摔倒，虽然除了脚脖子扭伤外，别处没什么伤，但是总感觉全身难受，打不起精神来，食欲不振，少气懒言，面色晦暗，舌淡苔白，脉沉弱。

辨证： 肾精亏损，气血劳伤。

治法： 温补气血，补肾益精。

处方： 枸杞子15g，杜仲15g，当归10g，川芎15g，土鳖虫4g，乳香6g，没药6g，鸡血藤20g，白术20g，附子10g，桂枝10g，乌梢蛇10g，炙甘草20g，淫羊藿15g，菟丝子20g，薏苡仁30g，5剂水煎服。并要求在家里加强营养，保养一冬天，还要适当活动，身体就会复原。不然就可能因此而体质严重下降，或可引发其他病症。

二诊： 这几天，经过服药和调养，气血恢复很快，但是四肢还疼痛，尤其是劳累后症状加重，食欲稍有增强，面色光泽，腰膝酸软，舌淡苔少，脉沉而有一定力量。仍属肾虚，治疗应补肾填精，活血通络。

处方： 枸杞子15g，杜仲15g，当归10g，川芎15g，土鳖虫4g，乳香6g，没药6g，鸡血藤20g，白术20g，附子10g，桂枝10g，乌梢蛇10g，炙甘草20g，淫羊藿15g，菟丝子20g，薏苡仁30g，5剂水煎服。

三诊： 疼痛程度逐渐减轻，面色恢复正常，为加强体质再继续服药。

处方： 枸杞子15g，杜仲15g，当归10g，川芎15g，土鳖虫4g，乳香6g，没药6g，鸡血藤20g，白术20g，附子10g，桂枝10g，怀牛膝20g，炙甘草20g，淫羊藿15g，菟丝子20g，薏苡仁30g，10剂水煎服。身体素质明显提升。

解析： 跌仆损伤在生活中和临床中都很普遍，而在临床中重视的医生和患者都很少。该患就是因为外伤而使气血更虚弱的例子。治疗以补血活血，滋肾通络结合应用才可保患者无虞。

十九、反流性胃炎病案

吴某　女　55岁　患反流性胃炎5个月，平时胃脘痞胀，倒饱嘈杂，两胁窜痛，时或吞酸，虽经积极治疗5个月来一直难受不舒，服用中西药物若干也不见效。前后做了3次胃镜，都是诊断为反流性胃炎，因为总没效果，患者以为得了癌症了，想要去北京再查查看，如果是癌症也就不治了，情绪非常悲观。经人介绍来我院就诊，根据患者描述，知道这就是反流性胃炎，但是以前的医生没有明确告诉患者这是一个什么样的病，所以笔者先给予解释，什么叫作反流性胃炎以及它的临床表现和预后，患者如释重负。

辨证：肝郁胃热。

治法：疏肝解郁，清泄胃火。

处方：半夏20g，鸡血藤20g，茯苓15g，白术15g，砂仁10g，黄连10g，木香20g，枳实15g，白芍20g，当归15g，蒲公英15g，柴胡10g，白及10g，槟榔15g，竹茹10g，桃仁10g，5剂水煎服。

二诊：服药后效果特别明显，患者自己诉说从来吃药都没有这样管事过。不但胃脘部没有难受的感觉了，连食欲也明显好转了，平时就像没病的感觉似的，但是只要是稍微吃一点甜食就胃灼热难受，打嗝，反正是管事了。这和跟患者解释清楚病情有直接关系。

处方：半夏20g，红藤20g，茯苓15g，白术15g，砂仁10g，黄连10g，党参20g，枳实15g，白芍20g，当归15g，蒲公英15g，柴胡10g，白及10g，槟榔15g，竹茹10g，沙参10g，5剂水煎服。

三诊：临床症状明显好转，以前的疑虑也消失了，干起活来也有兴趣了，胃部不再胀满了，看见其体质和精神状态都很好。

处方：半夏10g，鸡血藤20g，茯苓15g，白术10g，砂仁10g，黄连10g，石斛10g，党参20g，枳实15g，白芍20g，当归15g，蒲公英15g，麦冬10g，白及10g，槟榔15g，竹茹10g，沙参10g，5剂水煎服。症状消失，又以六味安消胶囊、西沙必利、法莫替丁善后。

解析：治病也是个技巧，不把病情向患者讲清楚，就是个隔阂，是错误。患者不清楚自己到底怎么啦，吃药也不安心。这就是医患之间的沟通技巧。

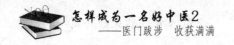

二十、肥厚性心肌病病案

蔡某　女　60岁　这位患者是我的同行，她敬业的精神是非常值得我们学习的，也深深地打动了我。今年，我县计划生育服务站按上级指示要对全县育龄妇女进行一次全方位的妇检，我的这位同行就是被抽调到医疗队参加B超项目工作的。因为她的心肌病已经很严重了，甚至有"黑矇"症状，平时走路稍微快一点儿，就会心慌，气短，胸部前后都有闷痛、刺痛的感觉，她还是坚持去了。一工作就是几个月，途中有病情严重时，她就靠在椅子上歇一会儿，还接着工作。这样还有一个月就完事儿了，她实在是太难受了，就找我给开点儿中药。这样，我知道她那么难受，就劝她先不要干了，等身体好了再干。她说："实在是找不到合适的人来替换我，反正还有一个月就完事儿了，坚持干完了再说吧。"见其面色晦暗发青，说话有气无力，时常以手护胸，是胸痛引起的，听诊：期前收缩明显，属频发，无杂音，心率快而失常。

辨证：心气不足，脉络瘀阻。

治法：活血通络，补心益气。

处方：人参20g，附子10g，炙甘草40g，金银花10g，桃仁10g，百合20g，龙骨40g，牡蛎30g，浮小麦30g，五味子10g，麦冬10g，桂枝10g，丹参20g，远志10g，茯苓30g，柏子仁10g，5剂水煎服。

二诊：心律好转，胸前闷胀，活动时加重，走路稍微快一点儿就心前区闷痛不舒。

处方：人参20g，附子10g，炙甘草40g，金银花10g，桃仁10g，百合20g，龙骨40g，牡蛎30g，浮小麦30g，五味子10g，麦冬10g，桂枝10g，丹参20g，远志10g，茯苓30g，柏子仁10g，10剂水煎服。

三诊：睡眠好转，食欲好，心悸次数少了，心前区闷痛不舒明显，尤其是活动后加重。

处方：人参20g，附子10g，炙甘草40g，金银花10g，半夏10g，桃仁20g，百合20g，龙骨40g，牡蛎30g，浮小麦30g，五味子10g，麦冬10g，桂枝10g，丹参20g，远志10g，茯苓30g，10剂水煎服。

四诊：症状好多了，只要休息好，感觉和以前判若两人。

处方：人参20g，附子10g，炙甘草40g，金银花10g，半夏10g，桃仁20g，百合20g，龙骨40g，牡蛎30g，浮小麦30g，五味子10g，麦冬10g，桂枝10g，丹参20g，远志10g，枣仁10g，茯苓30g，10剂水煎服。之后又断续服药20余剂，症状明显好转，可以参加一些劳动了。

解析：这是因为心肌肥厚，动力不足，心脏负荷增加，治疗就要大补心脏元气，使其动力充沛，并能行使其帅血职能。

二十一、胸椎骨质增生病案

蔡某　女　56岁　该患胸背部疼痛1年余，先是局部刺痛，虽经治疗却逐渐扩大疼痛范围，后来发展到整个后背和前胸都疼痛，活动明显受限，并伴发双上肢麻木刺痛，多方治疗效果不佳，后经CT确诊为胸椎骨质增生。排除了其他心肺病变。曾经多次理疗、按摩、小针刀、中药离子导入等方法，配合中西医治疗收效不好。故来我院就诊。

辨证：寒湿阻络，肾阳不足。

治法：温肾祛寒，通络止痛。

处方：附子20g（先煎），乌梢蛇10g，骨碎补15g，甘草30g，狗脊15g，巴戟天15g，细辛10g，淫羊藿15g，乳香5g，没药5g，鸡血藤20g，穿山龙30g，白芍30g，土鳖虫5g，菟丝子20g，桂枝15g，5剂水煎服。

二诊：疼痛范围已经减小，性质为钝痛，程度也减轻，活动时仍疼痛。

处方：附子20g（先煎），乌梢蛇10g，骨碎补15g，炙甘草30g，狗脊15g，巴戟天15g，细辛10g，淫羊藿15g，乳香5g，没药5g，鸡血藤20g，穿山龙30g，白芍30g，土鳖虫5g，菟丝子20g，桂枝10g，5剂水煎服。

三诊：患者已经感觉症状明显好了，要求吃点成药治疗。笔者告诉她这个病好得很慢，虽然现在感觉没事了，但是停药过早则会反复，再按原方处理。

处方：附子20g（先煎），乌梢蛇10g，骨碎补15g，炙甘草30g，狗脊15g，巴戟天15g，细辛10g，淫羊藿15g，乳香5g，没药5g，鸡血藤20g，穿山龙30g，白芍30g，土鳖虫5g，菟丝子20g，桂枝15g，10剂水煎服。共服药20剂症状几乎消失，后以附桂骨痛胶囊、壮骨关节丸、肾骨胶囊收尾。

解析：开始以为患者就是心脏或者肺脏的疾病引起，症状贴近，但治疗效果不佳。附子散寒止痛，乌梢蛇疏通经络引附子之热攻窜，使寒湿散而经络通，另乌梢蛇为脊椎动物，对于脊柱疾病有特殊疗效；骨碎补、狗脊、巴戟天、淫羊藿、菟丝子补肾壮骨；乳香、没药、土鳖虫活血通络止痛，全方温肾

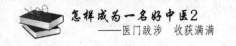

祛寒，通络止痛。

二十二、性冷淡病案

王某 女 42岁 该患有糖尿病病史十几年，最近2年来性欲明显下降并且出现性冷淡现象。也因此导致夫妻感情欠佳，患者也感觉很苦恼，但是又羞于启齿，几度到医院因羞于启齿无功而返。后来，男方背着给开一些中药，用了很长时间都不见效。有一次，患者陪着别人来我院看病，对我的技术很敬佩，就直接找我给看看，问还能不能治疗。观察患者体型很胖，属于那种外强中干的类型。面色红赤，头发稀疏，腰膝酸软，记忆力减退，头眩短气，手足发凉，舌淡白苔白滑，脉沉细。

辨证：肾阳虚损，命门火衰。

治法：温肾壮阳，填精益髓。

处方：枸杞子20g，山药30g，白术20g，淫羊藿20g，鹿角胶10g（烊化），黄精30g，熟地黄30g，干姜10g，附子10g，菟丝子20g，当归15g，川芎15g，杜仲10g，巴戟天15g，补骨脂10g，5剂水煎服。

二诊：服药后感觉有些头晕疲乏，口干，心烦易怒，还轻度有点儿恶心，这是上火的表现，应加一些滋阴降火的药物进行反佐，以抑制药物的温热毒性。

处方：黄柏10g（盐炒），枸杞子20g，山药30g，白术20g，淫羊藿20g，鹿角胶10g（烊化），黄精30g，熟地黄30g，干姜10g，附子10g，菟丝子20g，当归15g，川芎15g，杜仲10g，巴戟天15g，补骨脂10g，10剂水煎服。

三诊：经过用药后性欲较以前稍有提高，不再厌恶这方面的事了，身体轻爽些了，腰部感觉有力，平时精神头儿也足了。

处方：黄柏10g（盐炒），枸杞子20g，山药30g，白术20g，淫羊藿20g，鹿角胶10g（烊化），黄精30g，熟地黄30g，干姜10g，附子10g，菟丝子30g，当归15g，川芎15g，杜仲10g，巴戟天15g，补骨脂10g，党参20g，10剂水煎服。

四诊：用药后性欲明显提高，感觉和以前没啥两样了，就以五子衍宗丸、女宝、全鹿丸善后。

解析：性冷淡属于肾阳亏损为病，治疗应温肾壮阳，滋阴补肾，使肾脏水火两旺，性欲自然复原。方中附子、干姜、巴戟温暖下焦；枸杞子、鹿角胶、菟丝子、黄精、熟地黄滋补肾精；补骨脂、山药、杜仲、淫羊藿温肾壮阳；当归、川芎活血补血滋养肾精，如此肾脏水火相济，阴阳充沛则功能自然恢复。

二十三、湿郁发热病案

王某　女　76岁　3天前无明显诱因引起食欲不振，浑身乏力，后来恶闻食嗅，闻则恶心呕吐，感觉身上热如火燎，扪之却不甚热，心胸烦闷异常，头晕脑涨，困倦而疲惫，大便黏腻不爽，小便臊臭，舌红苔黄腻，脉弦数。血尿常规正常，曾经在村卫生所口服多潘立酮、诺氟沙星、肠炎宁等药2天无效。该患证属湿郁发热，由肆食肥甘厚味，脾胃消化能力又差，导致脾胃湿热郁滞而发病。

辨证：湿郁。

治法：除湿散火，健脾清热。

处方：半夏15g，茯苓30g，大黄10g，甘草6g，薏苡仁30g，葛根30g，车前子20g，白术20g，竹茹10g，柴胡15g，黄芩15g，连翘10g，党参20g，苍术10g，水牛角20g，牡蛎30g，3剂水煎服。因患者年老体衰，药力不可过猛和服药时间不能太长，决定给予3剂，临床症状减退，即可终止服药，以防伤正。

二诊：服药后，腹部雷鸣响动，大便虽通却未泻下，小便黄赤浑浊，灼热难舒，量反而较前增加，舌苔不是黄腻苔，而是薄黄苔。

处方：焦三仙各15g，半夏15g，茯苓30g，大黄10g，白芍20g，薏苡仁30g，葛根30g，车前子20g，白术20g，竹茹10g，柴胡15g，黄芩15g，连翘10g，党参20g，槟榔10g，水牛角20g，牡蛎30g，3剂水煎服。

三诊：大便泻下许多污秽恶臭，小便微黄，灼热减轻，食欲猛涨，舌质淡红如前，脉和缓。以藿香清胃胶囊、健胃消食片收工。

解析：湿郁发热是夏秋季节常见的疾病，本病往往迁延日久，或被误诊，治疗时要求仔细辨证，辨证准确用药剂量宜大。该患虽然病程时间短，用药也算很猛，应中病即止。

二十四、顽固性头痛病案

孙某　女　44岁　大约是在上小学的时候，具体几年级时已经忘了，那时候因为淘气从2米多高的墙上摔下来了，虽然没有直接摔到头部，自是摔得不轻，从那次以后，就落下头痛这个毛病了。而且经常发作，每年都间断地吃过好多药，前些年症状倒是轻了一些，就是没有去根，最近5年来发作频繁。这几天又发作了，就想多吃点中药以除后患。询其疼痛部位多为两侧太阳穴附近，有时牵连到项部不舒，严重时伴发恶心，头晕，平时睡眠欠佳，经常两耳交替蜂鸣，记忆力较差。经过分析，该患属于瘀血阻络，气血不通而痛，日久则引起肝肾阴血不足，不能上充于头部而发作。病程越久，肝肾越虚，本来肝血肾精不足，加之经络阻塞使头部营养更缺，从而形成慢性头痛之顽疾。

辨证：肝肾阴虚。

治法：滋补肝肾，通络止痛。

处方：赭石60g，白芷10g，白芥子10g，半夏15g，胆南星10g，全蝎5g，蔓荆子15g，白芍30g，枸杞子20g，五味子10g，远志15g，柴胡10g，黄芩15g，细辛15g，薄荷10g，川芎30g，天冬20g，5剂水煎服。

二诊：服药后恶心，呕吐2次，头痛减轻，感觉身体轻巧了，头也不那么晕了。

处方：水牛角30g，赭石60g，白芷10g，白芥子10g，半夏15g，胆南星10g，全蝎5g，天麻10g，白芍30g，枸杞子20g，五味子10g，远志15g，柴胡10g，黄芩15g，细辛15g，薄荷10g，川芎30g，天冬20g，5剂水煎服。

三诊：睡眠稍差，头晕不清，疼痛倒是减轻，为求稳效，嘱其多服。

处方：水牛角30g，赭石60g，白芷10g，茯苓10g，半夏15g，胆南星10g，全蝎5g，天麻10g，白芍30g，枸杞子20g，五味子10g，钩藤15g，怀牛膝30g，黄芩15g，细辛15g，薄荷10g，川芎30g，天冬20g，10剂水煎服。

四诊：症状大减，疼痛自从给药后几乎未发，睡眠也明显好转。

处方：水牛角30g，赭石60g，白芷10g，茯苓10g，半夏15g，胆南星10g，全蝎5g，天麻10g，白芍30g，枸杞子20g，五味子10g，钩藤15g，怀牛膝30g，黄芩15g，细辛15g，薄荷10g，川芎30g，天冬20g，10剂水煎服。之后几十年顽疾彻底去除，随访3年未复发。

解析：顽固性头痛也是令医生头痛的一个慢性疾病，笔者治疗这样的顽固性头痛，主要以升清降浊为要领，气血阴精上奉，郁火痰湿下潜，配合通络止痛的药物会收到很好效果。

二十五、抑郁症病案

朱某　女　63岁　患者因为家庭不太和睦，日久而引起失眠，多梦，情绪低落，干什么都没有兴趣，食欲欠佳，表情淡漠，最终家务活也就不能操持了。这时到精神病医院口服诸如舒必利、阿普唑仑、利培酮等治疗精神病抑郁症的药物。虽然有一定疗效，但是总反复发作，患者本人和家属都很着急，为了更好地求得疗效，来我院治疗。

辨证：肝郁气滞，心神不安。

治法：疏肝解郁，安神定志。

处方：百合20g，合欢花15g，茯苓30g，香附10g，远志15g，麦冬10g，龙骨40g，牡蛎30g，浮小麦20g，柴胡10g，桃仁10g，白芍20g，五味子10g，郁金15g，首乌藤20g，石菖蒲15g，水煎服。一般患者10～15剂就可明显收效，稍微重一点的20～30剂，如果特别严重的还要结合西药抗抑郁药物联合应用，等病情好转再单独使用中药治疗。

二诊：用药后睡眠质量好转，情绪也高亢一些，食欲还是不行，就在原方中加附子10g，取温阳益气的作用。因为阳气充足，才能鼓动气血，使得精神激动而升发人体之阳气。

处方：附子10g，百合20g，合欢花15g，茯神10g，香附10g，远志15g，麦冬10g，龙骨40g，牡蛎30g，浮小麦20g，柴胡10g，桃仁10g，白芍20g，五味子10g，郁金15g，首乌藤20g，石菖蒲15g，5剂水煎服。

三诊：该患因为病情虽然反复，但是病情较轻，所以收效较为理想，才用了10剂药，睡眠质量就明显好转，情志还有些消沉，对人多的场合依然厌恶，不愿与外人交往。

处方：附子10g，百合20g，合欢花15g，茯神10g，香附15g，远志15g，麦冬20g，龙骨40g，牡蛎30g，浮小麦20g，柴胡10g，桃仁10g，白芍20g，五味子20g，郁金15g，首乌藤20g，石菖蒲15g，10剂水煎服。

四诊：每晚能睡6～7小时，并且睡眠质量很好，家里的事情能主动参与。有时心烦易怒，睡时易突然惊醒，舌质红苔略黄燥，脉沉实。

处方：百合20g，合欢花10g，茯神15g，知母10g，远志15g，麦冬20g，龙骨40g，牡蛎30g，浮小麦20g，柴胡10g，桃仁10g，白芍20g，五味子20g，郁金15g，首乌藤20g，石菖蒲15g，10剂水煎服。服药后，症状已经基本好了，遂停药，口服解郁安神颗粒、柏子养心丸等善后。随访2年未见复发。

解析：抑郁症就是中医的郁证，治疗以解郁疏肝为主，但也要滋养心神，清心降火。还要注意患者主观因素的调整。所有的药物治疗都是客观的，主观上不解决是不能取得很好的疗效的。这个方子对于所有的失眠、抑郁、神经衰

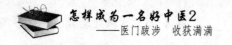

弱等都有良效。

二十六、躁狂症病案

李某　男　40岁　病已经3个月了，原因是在外打工期间受了点窝囊气，心里一直憋着火，冬天了回到家里又因为家庭琐事，心里过不去这个坎儿。家里杀猪准备过年，炕烧得很热，第2天早上就犯了病了。起床后即二目瞪视，不识亲人，扬言要烧房子！神识欠清楚，家人把患者送到了精神病医院，住了1周，病情稳定了，回到家里第2天又反复了，还是胡言乱语，看谁都不顺眼，又被送到精神病医院，又住了10天，回家不到3天，还是不行。后来在当地找个老中医，用药也是时时反复，这样过去了3个月了，不见好转。经人介绍来我院就诊，见其诊病期间很老实的，反应能力稍差，大便干燥，数日不行，唇部干燥少津，看舌头可真有实热聚积，舌质红赤，边尖有燥刺，中心干黄苔，脉弦数。

辨证：肝郁化火，真阴被灼，实热聚积。

治法：泄热去积，醒脑开窍，重镇安神。

处方：赭石100g，茯神15g，龙骨50g，牡蛎40g，大黄20g，百合30g，合欢花15g，天冬20g，栀子10g，桃仁30g，远志15g，麦冬10g，川芎15g，浙贝母10g，天竺黄10g，竹茹20g，5剂水煎服。

二诊：药后大便泻下若干燥粪块黑粪，神志有些清楚，但有时还是不太清楚，尤其是夜间不知道自己在哪里，常常吵着回家，看其舌质红但无燥刺了，中心仍有干黄苔。

处方：赭石100g，茯神15g，龙骨50g，牡蛎40g，大黄10g，百合30g，合欢花15g，天冬20g，栀子10g，桃仁30g，远志15g，麦冬10g，川芎15g，浙贝母10g，天竺黄10g，竹茹20g，郁金15g，5剂水煎服。

三诊：这次患者已经有4天没症状了，饮食如常，精神好转，气色正常，睡眠反而不好，一夜只睡1～2小时，不愿见生人，倒是有抑郁表现。

处方：茯神15g，龙骨50g，牡蛎40g，牡丹皮10g，百合30g，合欢花15g，天冬20g，栀子10g，桃仁20g，远志15g，麦冬10g，川芎15g，浙贝母10g，天竺黄10g，石菖蒲15g，竹茹10g，郁金15g，5剂水煎服。

四诊：睡眠好转，想要出去打工了，说不挣钱没法生活，看其眼神也与常人无异，开导赤丸、大黄䗪虫丸、逍遥丸善后。随访1年未复发。

解析：躁狂症的治疗主要是衰其火气，重镇安神，豁痰解郁。方中赭石、龙骨、牡蛎重镇安神，潜降逆火；栀子、大黄、竹茹、桃仁、二冬清泄肝火，除烦解热；百合、合欢花、茯神、远志解郁安神；天竺黄、浙贝母豁痰清心，全方泄热去积，醒脑开窍，重镇安神。

二十七、顽固性巅顶头痛病案

刘某 男 52岁 患者的头痛病已经有若干年了，具体什么时候开始的都已经忘记了，部位固定在巅顶并局限在百会穴前三横指处，发作频繁，疼痛为胀痛、串痛，进而向两侧颞部串痛，头痛时或伴呕吐恶心，时或不吐，头痛则神疲乏力，每次发作都是在这个地方开始，之后向他处扩散。疼痛时间不定，说痛就痛，说好就好，也曾经吃过一些西药治疗神经性头痛、三叉神经痛的药物，只是效果不肯定，发则数日或十余天，睡眠和记忆力无碍。前几年也曾吃过一些中药，有按照受风治疗的有按照肝火治疗的，但是不见效果或者收效不佳。

辨证： *风邪客于血络。*

治法： 活血通络，散风祛邪。

处方： 藁本20g，细辛15g，川芎20g，桃仁20g，白芷10g，荆芥10g，防风10g，独活10g，柴胡20g，白芥子15g，全蝎5g，川牛膝20g，赭石60g，天麻10g，5剂水煎服。

二诊： 服药止痛效果很好，疼痛程度已经减轻，间隔的时间也比原来长些。

处方： 藁本20g，细辛15g，川芎20g，桃仁20g，白芷10g，荆芥10g，防风10g，独活10g，柴胡20g，白芥子10g，全蝎5g，川牛膝20g，水牛角30g，赭石60g，天麻10g，5剂水煎服。

三诊： 前几天因与人生气，头痛忽然加剧，伴呕吐，继续服用该方后，症状减轻，但情绪低落，以为这中药只是止痛药，不喝还会犯，经和患者解释后，才有信心继续服药。

处方： 藁本20g，细辛15g，川芎20g，桃仁20g，白芷10g，荆芥10g，防风10g，独活10g，柴胡15g，白芥子10g，全蝎5g，川牛膝20g，水牛角30g，赭石60g，天麻10g，5剂水煎服。

四诊： 头痛症状明显好转，为巩固疗效再服药10剂。

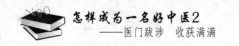
处方：藁本10g，细辛15g，川芎20g，桃仁20g，白芷10g，荆芥10g，防风10g，独活10g，柴胡15g，白芥子10g，全蝎5g，川牛膝20g，水牛角30g，赭石60g，天麻10g，水煎服。头痛痊愈后，随访1年，体质一直很好，除少数时间患感冒外，未再发生头痛及其他疾病。

解析：巅顶头痛从归经上属于肝经，治疗也要以平肝降逆为法，历来经验用药的藁本，属于引经药，配合细辛、川芎、白芷效果会更好，赭石、天麻、水牛角、柴胡等降逆疏肝，全方疏风散寒，解郁降逆，通络止痛。

二十八、阳虚外感病案

李某 男 60岁 近一个月来，经常鼻塞，打喷嚏，流清涕，咳嗽，咽痒，周身尽痛，治疗月余，效果不佳。后来又服用中药，方子无非是麻黄汤、桂枝汤之类的解表方剂，用了十余剂症状仍不缓解，最近几天靠吃一些镇痛药维持。因为特别难受后经人介绍来我院治疗，看其面色㿠白，形寒怕冷，舌淡白苔薄白，脉浮细而紧。

辨证：阳虚外感。

治法：温阳益气，散寒解表。

处方：麻黄10g，细辛10g，附子10g，炙甘草30g，桂枝10g，白术20g，白芍20g，羌活10g，防风10g，葛根20g，薏苡仁30g，党参20g，黄芪30g，生姜、大枣为引，5剂水煎服。

二诊：身体疼痛症状明显好转，不用吃镇痛药了，感觉食欲也比原来好多了，只是鼻塞，流清涕，打喷嚏。属肺经为风寒所困，应加大散寒解表之力度。

处方：白芷15g，荆芥10g，麻黄10g，细辛10g，附子10g，炙甘草30g，桂枝10g，白术20g，白芍20g，羌活15g，防风10g，葛根20g，薏苡仁30g，党参20g，黄芪30g，生姜、大枣为引，5剂水煎服。

三诊：症状明显好转，鼻子通气顺畅了，身体有热乎劲儿，关节不感觉疼痛了，清涕明显少了。

处方：白芷15g，荆芥10g，麻黄10g，细辛10g，附子10g，炙甘草20g，桂枝10g，白术20g，白芍20g，羌活15g，防风10g，葛根20g，薏苡仁30g，党参20g，黄芪30g，生姜、大枣为引，5剂水煎服。症状已经消失，为防止再次感冒，口服补中益气丸、卫生宝丸善后。

解析：阳虚则抗病能力差，患者除了阳虚外，外感症状也非常严重。治疗时如果不能虚实兼顾，效果肯定不好，所以在温阳的同时还要解表，以防闭门留寇。

二十九、肺肾气虚病案

杜某　女　41岁　患者于6个月前，因风热外感引起鼻塞，流黄浊涕数天，而后咽部干痛，声音嘶哑，经服用利咽解毒颗粒、头孢呋辛酯片等延迟旬日始愈。过几天后，则感觉说话有气无力，尤其是说话稍微多一点儿，就感觉底气不足，需要坐下来歇一会儿，才能再说话。平时患者是个爱说爱笑的人，现在一下子不让她说话了，就如同杀了她一样难受。她是一名白领工作人员，每天都要接触很多人，说很多话，因为这样，工作都无法干下去了。只好请了假，专门治病。这样的毛病只有吃中药才能解决，所以就在县医院、中医院等地儿吃药治疗，可总没有效果，大约一个月了，也不见效。还是不敢多说话，说多了就气短不够用。转到承德某医院治疗，又治疗了一个多月还是不行，就准备去北京大医院看病去。也是听人介绍来我院先看看再说。一边看病一边哭诉她的处境，如果治不好，工作就有可能失去，患者是万分着急。

辨证：肺肾气虚。

治法：滋养肺肾之阴，填补肾精，大补肺肾之气。

处方：人参15g，百合20g，麦冬10g，山药40g，龙骨30g，牡蛎30g，沉香4g，升麻15g，葛根30g，白僵蚕10g，柴胡10g，五味子10g，白术15g，山茱萸20g，5剂水煎服，另蛤蚧煎水做药引子。

二诊：服药后，气就不那么短了，但是说话稍微多一点儿，就感觉说不上来了，而且还心慌，情绪比上次好一些。

处方：人参15g，百合20g，麦冬10g，山药40g，龙骨30g，牡蛎30g，沉香4g，升麻15g，葛根30g，白僵蚕10g，柴胡10g，五味子10g，白术15g，山茱萸20g，5剂水煎服，仍用蛤蚧煎水做药引子。

三诊：语气较前有力，声音大了许多，可还是不能多说话，患者性子很急，我当即安慰她，说这个病主要就是身体太虚了，不要以为这是什么治不了的大病，只要坚持再用几剂药，就会明显好转了。

处方：人参15g，百合20g，麦冬10g，黄芪50g，菟丝子20g，山药40g，龙骨30g，牡蛎30g，沉香4g，升麻15g，葛根30g，白僵蚕10g，柴胡10g，五味子

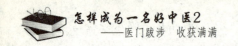

10g，白术15g，山茱萸20g，5剂水煎服，仍用蛤蚧煎水做药引子。

四诊：这次患者来后，很兴奋，因为自己感觉没有病一样了，可以和别人正常沟通交流了，也不感觉气短了。一天前和一个熟人打电话，大约说了1小时，也没什么症状了，自己感觉好了又非常不想喝中药就以八珍益母丸和补中益气丸善后。后来经过6个月时，患者又因与家人生气复发，又用了5剂中药就好了，再未复发。

解析：肺气畅通，肾气充足是说话行为的主要要素，患者由于肺经感受风热之邪，伤损肺阴，日久肺病及肾，肾气耗损，元气不足，难以冲动声带，则发声困难。方中人参大补元气，山药、麦冬、百合、五味子补肺敛肺；龙骨、牡蛎、沉香、山茱萸收敛肾气；葛根、升麻、柴胡升举阳气，共奏滋养肺肾之阴，填补肾精，大补肺肾之气之效果，使肺肾气足，诸症痊愈。

三十、脾虚腹胀病案

许某　女　62岁　患者于5个月前，因有一次饮食过于黏腻，食后消化不良引起，经常不明原因发生腹胀，大便次数逐渐增多，便质也常为不化食物，在当地卫生院先服用六味安消胶囊、保和丸一天后，则腹泻无度，而腹胀益甚，后来又吃附子理中丸等药仍无效。患者本村有一位中医，见患者腹胀以为实证又给开了木香导滞丸，腹胀加剧。来我院治疗，见其时常叹气，面色苍白，脘腹胀满，不思饮食，神疲乏力，舌淡苔白滑，脉细。

辨证：脾虚。

治法：健脾消胀。

处方：党参20g，黄芪30g，白术20g，茯苓20g，厚朴10g，陈皮10g，苍术10g，白扁豆30g，山药30g，砂仁10g，薏苡仁30g，干姜10g，5剂水煎服。

二诊：药后肠鸣较重，声音贲响，腹中即感温热，大便干松，排气较多，身体有力气，舌淡白，苔白，脉软弱。药已中的，加减再用。

处方：党参20g，黄芪30g，白术20g，茯苓20g，厚朴10g，陈皮10g，苍术10g，白扁豆30g，山药30g，砂仁10g，薏苡仁30g，干姜10g，细辛10g，防风15g，吴茱萸5g，5剂水煎服。

三诊：病状十去七八，以老寇丸、参苓白术散善后。

解析：脾虚腹胀属于本虚标实的证候，不能见到腹胀就用消导药，以防犯虚虚实实之戒。该患年纪较大，病程虽短但是平时体质早虚，以至于稍受饮食侵害就不能消化。该方也是以温中健脾，消食除胀为主。

三十一、阳虚便秘病案

林某 男 76岁 兴隆人，6个月来不明原因发生腹胀，便秘，且逐渐加重，虽未间断治疗，但是效果不佳，经他人介绍来我院中医治疗。见其形体肥胖，但是气短懒言，疲乏无力，精神欠佳，常出虚汗，动则心悸，腹部胀满，按之不胀，如囊裹水，自述感觉腹胀异常，大便不畅，少则六七日一次，多则十天半个月也不得便，便质并不干硬，不成形，掉落在便池上非常黏腻，用水冲都下不去，用毛刷蹭才行，而且大便非常费劲，舌质淡白，苔黄腻，脉濡细。

辨证：脾湿气虚。

治法：健脾补气，缓通大便。

处方：半夏20g，白术20g，茯苓30g，肉苁蓉15g，炙甘草20g，木香20g，党参30g，黄芪50g，桃仁10g，当归20g，薏苡仁30g，火麻仁10g，白芍20g，莱菔子10g，5剂水煎服。

二诊：服药后大便次数增加了，便质黏稠，有少量黏胨，腹部鸣响严重，还感觉气短乏力。

处方：半夏20g，白术20g，茯苓30g，肉苁蓉15g，炙甘草20g，木香20g，党参30g，黄芪50g，桃仁10g，当归20g，薏苡仁30g，火麻仁10g，白芍20g，莱菔子10g，5剂水煎服。

三诊：这几天大便几乎2天一次，形质还算正常，腹部还有点胀，大便不怎么费力了，肠鸣较重，舌质红，苔少而干。

处方：半夏20g，白术20g，茯苓30g，肉苁蓉15g，炙甘草20g，木香20g，党参30g，黄芪50g，桃仁10g，当归20g，薏苡仁30g，火麻仁10g，白芍20g，莱菔子10g，5剂水煎服。

四诊：用了十五剂药，感觉身体情况好多了，大便每日都有了，也成形了，全身也没了以前那么难受的滋味了，舌脉如常，再处方以调养就可收工。

处方：半夏20g，白术20g，茯苓30g，肉苁蓉15g，炙甘草20g，木香20g，党参30g，黄芪50g，桃仁10g，当归20g，薏苡仁30g，火麻仁10g，白芍20g，莱菔子10g，5剂水煎服。之后，告诉患者饮食禁忌油腻、黏滑、生冷等。随访2年身体很好。

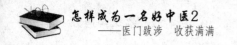

解析：脾被湿气困扰导致脾阳不足，气血生化乏源，则气虚日渐，中气亏损排便无力，这是虚性便秘。治疗以补气健脾化湿，缓通大便为主。

三十二、胸胁疼痛重症病案

杨某 女 53岁 患者也记不清什么原因引起的胸胁疼痛，为串痛，时作时止，只要一活动不合适了就会痛，并且十分剧烈，也做了多次检查，拍片、CT、化验、B超等，就是查不出什么病来。也到过北京、承德等大医院去，还是检查不出什么毛病，时间长了，有的医生就干脆当作癔症处理，但是无论什么方法就是不管用。患者精神压力很大，因为家里经济情况并不富裕，况且患者原来家里什么活都干，只要是力所能及的都抢着干。根本不是装出来的。来到我院时，已经患病将近1年了，查面色青白，神疲沮丧，胸胁部没有明显异常，皮肤也没有什么变化，询问患者也未曾得过带状疱疹。内外科、神经科症状都不具备，到底是什么原因引起患者如此痛苦呢？

辨证：*血瘀气滞。*

治法：活血化瘀，通经止痛。

处方：蜈蚣2条，当归15g，白芍40g，甘草30g，半夏10g，川芎15g，瓜蒌20g，薤白10g，白芥子10g，五灵脂10g（布包），乳香5g，没药5g，香附15g，旋覆花10g（布包），柴胡10g，安息香3g（冲服），龙血竭4g（冲服），10剂水煎服，并以黄酒50ml为引子。

二诊：疼痛程度减轻，次数也少了，活动或者生气时仍很严重，既然有效，就说明方法是对的。

处方：蜈蚣2条，当归15g，白芍40g，甘草30g，半夏15g，川芎15g，瓜蒌20g，薤白10g，白芥子10g，五灵脂10g（布包），乳香5g，没药5g，香附15g，旋覆花10g（布包），柴胡10g，安息香3g（冲服），龙血竭4g（冲服），再服10剂，还以黄酒50ml为引子。

三诊：疼痛次数也明显少了，可以活动了，并且一些家务活也能做了，患者十分兴奋，为了疗效好还不伤身体，就在原方上做了调整。

处方：白芷10g，党参20g，当归15g，白芍40g，甘草30g，半夏15g，川芎15g，瓜蒌20g，薤白10g，白芥子10g，五灵脂10g（布包），乳香5g，没药5g，香附15g，旋覆花10g（布包），柴胡10g，安息香3g（冲服），龙血竭4g（冲服），再服10剂，黄酒50ml为引子。前后共计服了30剂就告结束。随访1年，未复发。

解析：有些疾病，在临床中根本不能明确到底应该诊断为何病，只要根据病情找到病机，也可以自主组方治疗，往往还能收到意想不到的效果，不必拘泥。

三十三、脾胃湿滞引起阳痿病案

赵某　男　25岁　前一段时间因为和家里人赌气，自饮闷酒后坐卧草丛中几个小时，后来家人找见后劝回家中，几天内食欲欠佳，睡眠不安稳，逐渐感觉四肢重滞，头晕气短，胸闷不舒，胃脘痞胀，说话有气无力，一周后突然性欲淡漠，渐渐的性生活能力也迅速下降，最终导致阳痿不起，此时患者感觉身体真的不行了，就自己买了一些六味地黄丸等，也不见起色。又过了2周左右仍没有改善。只好求助中医，来我院治疗。

辨证：*脾胃不足，肾阳虚损。*

治法：温养肾阳，疏肝健脾。

处方：苍术20g，白术20g，半夏15g，黄芪40g，茯苓20g，党参20g，薏苡仁30g，菟丝子20g，巴戟天15g，杜仲10g，砂仁10g，厚朴10g，鹿角霜15g，淫羊藿20g，5剂水煎服。

二诊：食欲增强，胃脘痞胀，而不敢多进食，腰酸腿软虽见好转，可阳痿不见效，治疗同前。

处方：苍术20g，白术20g，半夏15g，黄芪40g，茯苓20g，党参20g，薏苡仁30g，菟丝子20g，巴戟天15g，杜仲10g，砂仁10g，厚朴10g，鹿角霜15g，淫羊藿20g，5剂水煎服。

三诊：因为患者毕竟年轻，气血阴精即使有所损伤也易于调补，现在饮食已经如常，胃脘也不胀满，况且性功能有所恢复，但还不尽如人意，调整处方。

处方：苍术20g，白术20g，陈皮10g，黄芪40g，茯苓20g，党参20g，芦巴子15g，菟丝子20g，巴戟天15g，杜仲10g，砂仁10g，厚朴10g，鹿角霜15g，淫羊藿20g，5剂水煎服。

四诊：性功能基本正常，饮食也如以前的状态了，再给予补中益气丸、五子衍宗丸善后。

解析：该患者属于肝气不舒导致脾胃功能受困，水谷精微物质难以布散到

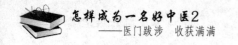

周身，而使先天之精不得滋润，渐渐匮乏，最终导致肾虚阳痿，加上饮酒后坐卧湿地，致湿气阻滞下焦，侵犯肾阳，阳被湿困而不伸，导致阳痿。肝气郁结不能疏泄，肝血藏而不疏，秘而不发，阴器不得血液充盈则难勃起引起阳痿。

三十四、脾胃气虚，清阳不升病案

边某　女　46岁　10多天前感冒风寒之邪，浑身难受不舒，服用很多治疗感冒的药物，3天后不见明显效果，改服中药发汗解表药，出汗过多，以致浑身乏力，懈怠不堪，食欲明显下降，气短懒言，近几天感觉眼干涩，两耳听力不聪敏，口淡无味，鼻子不能闻见气味，走路头重脚轻，今晨来我院就诊，听完叙述，查舌淡白苔薄白，脉虚细。

辨证：脾胃气虚，清阳不升。

治法：健脾和胃，补气升阳。

处方：党参20g，黄芪40g，茯苓30g，柴胡10g，白术20g，当归15g，川芎15g，葛根30g，升麻15g，桂枝10g，紫苏叶10g，生姜15g，大枣10个，5剂水煎服，尽剂而愈。嘱其饮食多样化，少进勤进为原则，将养脾胃，则病除。

解析：气血充盈五脏得养，五脏平和，五味得陈，该患因发汗过多引起津液虚少，津液虚少，气也随之耗伤，气血不足则五官失养，故不知无味，不闻五音，不辨五色，不听五声。方中以健脾开胃养后天之本，益气养血润五官九窍，使清阳得升，脏腑平和而无病。

三十五、热入血室病案

胡某　女　14岁　三天前正值月经期间，冒雨被淋，当时感觉身上稍微有点冷，也没在意。第2天晚上8时，突发高热，体温38.5℃，寒战，神志昏蒙，谵语，乱叫乱闹，家人强行将她喊醒，神志仍然不甚清楚，口服退热药直至第2天早上体温降至正常。神志也恢复了，在家口服感冒退热等药物，到下午3点，神志又不太清楚，体温升至37.8℃，急忙到县医院检查，除了白细胞11.2×10^{12}以外，其余均正常。就开了一些口服药回家了。到6点时又像昨天晚上在家时那样，神昏谵语，寒战，发热。家人赶紧联系我院来诊。查：体温38.3℃，心率90次/分钟，神志一会儿正常，一会儿不清，说话语无伦次，发病之初则面红甚至轻微发绀，皮肤洒洒然，话语欠清，过一会儿就好了，常常大汗淋漓，出汗后，神志轻爽，就像没病似的，舌干红，苔左侧偏白，右侧薄苔，脉弦数。

辨证： 热入血室。

治法： 和解少阳。

处方： 柴胡20g，黄芩15g，半夏15g，白芍20g，桂枝10g，龙骨30g，牡蛎30g，水牛角20g，郁金15g，石菖蒲15g，茯苓20g，金银花20g，连翘15g，甘草10g，5剂水煎服。

二诊： 服药后夜间神志渐清，体温渐渐恢复，身体也没有什么不适，不出汗，以小柴胡颗粒，莲花清瘟胶囊善后。嘱其下次月经之前再服药3剂，以散尽血室内郁滞之寒热邪气。

解析： 患者正值月经期间，血室正开，寒热之邪容易直中。中医称之为热入血室。表现为昼则明了，至夜昏谵，时寒时热，此少阳邪热上扰清窍。处方以柴胡、黄芩、半夏、白芍等清利肝胆的药物为主，疏泄胆经郁火，手少阳三焦之证引寒热之邪入于血室，并随经气宣泄而发寒热。茯苓、桂枝、甘草疏散寒气；郁金、石菖蒲、水牛角开窍醒神；金银花、连翘清热解毒祛除热邪。全方有和解之功以散寒除热并用。

第 5 章
中医妇科治疗篇

　　该章主要介绍笔者在临床中对中医妇科疾病的经验。以五版教材为基础，对妇科杂症、产后病、妊娠病、带下病和月经病的治疗，说一说自己的经验和见解。

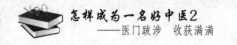
一、不孕症的中医治疗

不知道是什么原因，现在的不孕症在临床中是越来越多，对于不孕症的定义，一般认为结婚后夫妇同居两年以上，配偶生殖功能正常，未避孕而不受孕者，或曾生育无避孕而两年以上不受孕的都列为不孕。中医认为多与肾虚、肝郁、痰湿、血瘀有关。临床中以肾虚者最易多见，肾虚多为先天肾气不充，阳虚不能温煦子宫致使子宫虚寒，精子和卵子不能适应环境而难以结合导致不能受孕。或者肾精虚损，月经量少，冲脉不足而任脉失养，使子宫内部环境达不到受孕的要求而导致受孕失败。肾虚也容易引起子宫发育不良，卵巢或子宫功能低下，或卵泡发育障碍引起不孕。治疗应以温补肾精，滋养冲任为主。笔者治疗肾虚不孕时，首先分清属阳虚还是阴虚证，肾阳不足的以右归丸加味为主，肾阴虚的以左归丸为主。

处方：肾阳虚方：熟地黄30g，山药30g，山茱萸15g，枸杞子20g，鹿角胶10g，菟丝子20g，杜仲10g，当归10g，肉桂10g，附子10g，金樱子10g，细辛10g，肉苁蓉15g，党参20g，白术20g，紫石英40g，每于月经前一周服用，一日一剂水煎服。待月经期间服用艾附暖宫丸一日两次，一次一丸。月经过后服用归肾丸加味。

处方：熟地黄30g，山药30g，枸杞子20g，当归15g，杜仲10g，菟丝子20g，淫羊藿15g，山茱萸15g，茯苓20g，楮实子10g，紫石英40g，细辛10g，干姜10g，路路通10g，黄精20g，　　日一剂水煎服，服到15日停药，这是一个治疗周期。如果怀孕了，下个月月经就会有变化。如果不怀孕就按上法继续治疗。

处方：肾阴虚方：熟地黄30g，山药30g，山茱萸10g，枸杞子20g，川牛膝20g，菟丝子20g，鹿角胶10g（烊化），黄精20g，覆盆子10g，女贞子15g，墨旱莲20g，天冬20g，石斛10g，五味子10g，沉香4g，牡蛎30g，百合20g，月经前一日一剂水煎服。月经期间口服六味地黄丸，一日两次一次一丸。月经干净后服用归肾丸加味。

处方：熟地黄30g，黄精20g，山药30g，山茱萸10g，当归10g，杜仲15g，菟丝子20g，枸杞子15g，鹿角胶10g（烊化），淫羊藿15g，白薇10g，牡蛎30g，一日一剂连服15剂水煎服。也是看看这个月如果怀孕了，月经就会有变化，没怀孕，下个月接着用药。

1. 肾阳虚不孕病案

吕某　女　40岁　23岁婚后1年生一男婴后，15年多一直未避孕，而不怀孕。平时劳累过度，家里活和地里活都是主要劳动力，所以经常腰酸腿软，月经量少，稀发，面色晦暗枯槁，记忆力减退，耳鸣，视力下降，后来月经越来越少，甚至2～3个月来一两天，血色淡，腹部畏寒怕冷，舌质淡白，苔白滑，脉沉细。经常服用一些六味地黄丸之类的补肾药，但是也不见好转。夫妻一直想再要一个孩子，多方治疗未能如愿。最近听说我院中医治疗不孕效果很好，就来到我院就医。

辨证：肾阳不足。

治法：温补肾阳，养血滋补冲任。

处方：熟地黄30g，山药30g，山茱萸15g，枸杞子20g，鹿角胶10g（烊化），菟丝子20g，杜仲10g，当归10g，肉桂10g，附子10g，金樱子10g，细辛10g，肉苁蓉15g，党参20g，白术20g，紫石英40g，于月经前一日一剂水煎服。

月经期间艾附暖宫丸一日两次，每次一丸。月经后第一天开始服用归肾丸。

处方：熟地黄30g，山药30g，枸杞子20g，当归15g，杜仲10g，菟丝子20g，淫羊藿15g，山茱萸15g，茯苓20g，楮实子10g，紫石英40g，细辛10g，干姜10g，路路通10g，黄精20g，一日一剂水煎服，一直服到月经后15天。该患者服用3个月后怀孕，后来生一男婴。

解析：冲为血海，任主胞胎，但二者同起于胞宫而归属于肾。肾脏阴阳气血充盛则二脉有所主，肾脏虚损则二脉虚损，导致冲脉血少，任脉精亏，最终不能受孕。尤其是肾阳不足则子宫寒冷，子宫寒冷受孕环境不好故难以怀孕，右归丸温肾滋肾，养精血而强冲任，冲任二脉经气充足受孕就有机会。

2. 肾阴虚不孕病案

金某　女　33岁　27岁结婚后，也是未避孕而6年未怀孕。平素患者形体消瘦，腰腿酸软，手足心热，头晕耳鸣，月经量少，每月都提前7天以上，有时甚至一月二至，舌质红，脉虚细。后来有一段时间，月经一度闭经，大概1年多没来，后来在承德某医院用黄体酮等药物治疗，虽然陆续来月经了，但还是不规律，以月经先期量少淋漓不断为主。

辨证：肾阴虚。

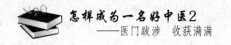

治法：滋阴补肾益冲任。

处方：熟地黄30g，山药30g，山茱萸10g，枸杞子20g，川牛膝20g，菟丝子20g，鹿角胶10g（烊化），黄精20g，覆盆子10g，女贞子15g，墨旱莲20g，天冬20g，石斛10g，五味子10g，沉香4g，牡蛎30g，百合20g，月经前一日一剂水煎服。月经期间口服六味地黄丸，一日两次一次一丸。月经干净后服用归肾丸加味。

处方：熟地黄30g，黄精20g，山药30g，山茱萸10g，当归10g，杜仲15g，菟丝子20g，枸杞子15g，鹿角胶10g（烊化），淫羊藿15g，白薇10g，牡蛎30g，一日一剂连服15剂水煎服。治疗2个月，怀孕1个月时，干点活不小心堕胎了。后来又调养3个月，B超显示内部正常，又用上述方法治疗3个月时怀孕，后得一健康女婴。

解析：肾阴为肾脏精血的概括，怀孕就必须有精血参与，冲脉充盛，经血按时来临，为受孕做好准备；任脉充盛，受孕环境适合给怀孕以基础。但这都要有充足的肾阴滋养才能完成。左归丸滋养肾阴，补益子宫可促孕。

3. 肝郁不孕

一般由于情志不畅，肝气郁结，气血不和，疏泄失职，冲任二脉不能充盛导致不孕。这类不孕证一般多为继发性不孕，也就是说以前可能正常，或者已经有过怀孕史，后来才不能怀孕的。此类患者多是因为婚后家庭不和睦，或者事业上有挫折，或者感情上有波折导致肝郁日久，气血不和，或可引起卵泡发育和生成障碍。肝主疏泄，必须以肝气调达为基本前提，如果肝气不舒，疏泄失职，则导致排卵功能不能正常发挥，不能正常排卵导致不孕，或者因为肝气郁结导致月经不能按时来临，经脉阻滞输卵管不通等原因而不孕。这类患者病史较长，治疗也难，奏效较慢。

治法：疏肝解郁，养阴柔肝为主。

处方：柴胡10g，白芍20g，百合20g，香附10g，茯苓20g，赤芍10g，牡丹皮10g，合欢花10g，玫瑰花10g，佛手10g，白术15g，陈皮10g，覆盆子10g，麦冬10g，水煎服。方法为月经前10天服药5剂，经前服药需加桃仁、红花、川芎等化瘀药。月经后第一天开始服药5～10剂，服药需加菟丝子、杜仲、巴戟天等温肾药。以期使月经正常，为受孕打好基础。

4. 肝郁不孕病案

李某　女　35岁　结婚第2年时曾经怀孕，但在快7个月时，停止发育，无奈引产。后来一直未怀孕，虽经积极治疗也没有怀孕。两口子因此经常口角，婆婆也在一边挑唆，什么早点儿抱个孙子了，一样结婚的邻居孩子都多大了的，天天催促。从婚后一直在治疗，大小医院跑了几十家，现在已经快10年了，还是没有动静，也想要抱养一个小孩，就在一家人想要放弃的时候，听人介绍来我院再治一治。那天，正好患者较少，他就从头至尾把经过详细地介绍了。询问她的月经是先后无定期，少则数月不见，多则一月二三次，经量少有块，伴乳房胀痛，甲状腺囊肿，舌质红，苔薄黄，脉弦细。

辨证：肝郁不孕。

治法：疏肝解郁，调经促孕。

处方：柴胡10g，白芍20g，百合20g，香附10g，茯苓20g，赤芍10g，牡丹皮10g，合欢花10g，玫瑰花10g，佛手10g，白术15g，陈皮10g，覆盆子10g，麦冬10g，桃仁10g，红花10g，川芎10g，5剂水煎经前10天口服。月经后第一天开始服下方：柴胡10g，白芍15g，百合20g，香附10g，茯苓10g，赤芍10g，牡丹皮10g，合欢花10g，玫瑰花10g，佛手10g，白术15g，陈皮10g，覆盆子10g，麦冬10g，菟丝子20g，杜仲10g，巴戟天10g，服药2个周期后，精神状态很好，情绪也不错，乳房不胀了，身体感觉也很轻爽。又服药2个周期，月经基本正常，做B超监测卵泡成熟，在服药第5个周期后怀孕，并于10月后产一健康女婴。

解析：肝郁气滞则疏泄失常，一则月经不以时下，二则卵泡难以及时排出。肝郁则经脉欠通，脉络不通血气不济则子宫不得滋养与通下污血。处方以疏解肝郁，通经活络以助孕。

5. 痰湿不孕

至于痰湿不孕，一般和多囊卵巢综合征有关联，是一个很难治愈的疾病。痰湿阻碍气机，任脉不得滋养，冲脉不盛，使子宫附件的营养跟不上而功能不全。痰湿阻滞，新陈代谢不良易使有形之邪留恋难去引起子宫内膜增厚，给受孕带来困难，或者因为痰湿壅阻气机，气血不畅，天癸之精难运，月经不按时来临甚或闭经而导致不孕。治疗应以调气为主，化痰除湿为辅。处方以启宫丸和归肾丸加调气和活血通经药。

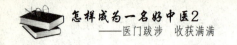

处方：半夏15g，苍术10g，白术20g，香附10g，木香20g，薏苡仁30g，茯苓20g，川芎10g，山药30g，当归10g，枸杞子15g，杜仲10g，菟丝子20g，淫羊藿20g，鹿角胶10g（烊化），细辛10g，桃仁10g，水煎服。

6. 痰湿不孕证病案

田某　女　31岁　患者25岁前属于身材苗条型的女孩，自从25岁后半年不知不觉地就开始发福，变成了一个胖子。27岁结婚那年，身高157cm，体重一度达到160多斤，而且2年来月经一直延后，甚者2～3个月一次，经量也明显少，颜色淡红，神疲乏力，食量一般，脱发严重，曾经多方治疗，月经仍然不多。后来也用了一段时间雌性激素，身体更胖以外，病情不见好转。做B超检查未见异常，做输卵管通液顺畅，服用中药上百剂，辗转医院数十家，仍未怀孕。其实该类患者临床真的很多，治疗起来也十分棘手。必须让患者树立必胜信心才有可能治好。笔者近几年总结了治疗该病的方子，偶然治愈几例，这位患者就是其中较为典型的例子。当时查舌质胖大有齿痕，苔水滑，脉虚细。

辨证：痰湿不孕。

治法：化痰除湿，通络助孕。

处方：黄芪40g，党参20g，半夏15g，苍术10g，白术30g，香附10g，木香20g，薏苡仁40g，茯苓20g，川芎10g，山药30g，当归10g，枸杞子15g，杜仲10g，菟丝子20g，淫羊藿20g，鹿角胶10g（烊化），细辛10g，桃仁10g，10剂水煎服。

二诊：服药后身体有劲了，食欲增长，肚子有点疼痛但是未见月经，继续服药。

处方：黄芪40g，党参20g，半夏15g，苍术10g，白术20g，香附10g，木香20g，薏苡仁40g，茯苓30g，川芎15g，山药30g，当归10g，枸杞子15g，覆盆子10g，杜仲10g，菟丝子20g，淫羊藿20g，鹿角胶10g（烊化），细辛10g，桃仁10g，10剂水煎服。并告诉患者必须多运动，以增强体质。

三诊：经过治疗，食欲虽然增强了，但是体重有所减轻了，嘱咐患者坚持服药，先减轻体重，然后通调经脉，最后健肾补冲任以促孕。

处方：黄芪40g，党参20g，半夏15g，苍术10g，白术20g，香附10g，木香20g，薏苡仁30g，茯苓30g，川芎15g，山药30g，当归10g，枸杞子15g，杜仲10g，菟丝子20g，淫羊藿20g，鹿角胶10g（烊化），细辛10g，桃仁10g，10剂水煎服。

四诊：通过一个多月的治疗，身体素质有所好转，体重还有所减轻。可以用通经的方法了，处方除了健脾化湿外还要加用活血痛经的药物。

处方：黄芪40g，党参20g，半夏15g，苍术10g，白术20g，香附10g，木香20g，薏苡仁30g，茯苓30g，川芎15g，当归10g，红花10g，土鳖虫5g，赤芍15g，枸杞子15g，杜仲10g，菟丝子20g，淫羊藿20g，鹿角胶10g（烊化），细辛10g，桃仁10g，10剂水煎服。

五诊：服药到第4剂时即见少量走血，虽有破血通经的大量药物，而血量并不多，坚持吃完10剂药，血量也不多，大约走血5天就干净了。说明这是月经，而非单纯的阴道出血。这次来就诊时，月经已经干净第3天了。这次开了调经促孕的方子，并告诉患者在第14天时做个排卵监测。

处方：党参20g，半夏15g，苍术10g，白术20g，香附10g，木香20g，茯苓20g，川芎15g，当归10g，红花10g，赤芍15g，枸杞子15g，覆盆子10g，杜仲10g，菟丝子20g，淫羊藿20g，鹿角胶10g（烊化），细辛10g，7剂水煎服。服药后静待排卵监测结果，到了第14天果然监测到有成熟卵泡，告诉患者就在这两天夫妻同房，把握机会怀孕的概率很大。到这个月该来月经的时候，没有来，又过一周时做尿妊娠试验为阳性。该患者用药仅仅一个多月就怀孕了，家属非常兴奋。后来还送了锦旗以示鼓励。

解析：痰湿不孕在临床中比较少见，但随着社会的发展，这种疾病发病率却很高。这和西医的多囊卵巢很相似，非常难治。治疗时要在化痰除湿的基础上调气通经。使痰湿得以气化，精微物质得以输布。这需要很长时间才能起到疗效。患者和医生都要树立信心。

7. 瘀血不孕

瘀血不孕的患者还是很多的，此类患者多因月经不调或者曾经小产、流产，淤血未尽淤阻于内导致输卵管堵塞，或者淤血内停，经血不畅，子宫内环境不适合怀孕而难以受孕。治疗就按少腹逐瘀汤加减化裁。

8. 瘀血不孕病案

王某　女　27岁　婚前有孕3个月时引产，为了不让家里人看出来，一天月子都没坐，就照常上班。小产3个月后，办理结婚手续，正式结婚。婚后1年来未避孕而未怀孕，到我院就诊。见其脸色青白，询其月经量特少，颜色暗黑，有血块，几个月始终没有红色经血，腰腹胀痛，刺痛，乳房胀痛，怕冷畏

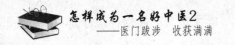

寒，手足时常冰冷，舌质暗青，脉弦涩。

辨证：气滞瘀血，瘀血阻滞下焦。

治法：活血通经，温养冲任。

处方：茴香20g，桃仁20g，干姜10g，延胡索15g，当归15g，川芎15g，赤芍10g，五灵脂10g（布包），蒲黄15g（布包），淫羊藿20g，紫石英30g，沉香4g，细辛10g，党参20g，白芍15g，菟丝子20g（布包），5剂水煎服。嘱其月经前一周服药，当月经血旺盛，黑红夹杂，淋漓七八日而尽。月经过后感觉身轻体健，气血充沛。这时就按照月经过后服用补肾促排卵的中药。

处方：熟地黄30g，黄精20g，山药30g，山茱萸20g，当归10g，川芎15g，杜仲15g，菟丝子20g，枸杞子15g，鹿角胶10g（烊化），淫羊藿15g，牡蛎30g，一日一剂连服，10剂水煎服。做了排卵监测，发现卵泡发育正常，并于当月怀孕，年底得一男婴。

解析：血瘀不孕症在不孕证里面是最多见的，现在的人们，生活节奏快，不注重保养。什么经期、孕期、排卵期、产前产后、哺乳期都不注意。着凉涉水全然不顾，所以得病的机会就很多。致使月经失调、肾气亏损、瘀血阻络等发生而不孕。少腹逐瘀汤温经散寒，活血化瘀使经脉畅通，气血充足则可受孕。

二、卵巢囊肿的中医治疗

卵巢囊肿在中医属癥瘕范畴。临床中妇科患者有很多都有卵巢囊肿，只要做妇科B超很多会查出大小不等的囊肿来。这个病一般临床症状比较轻，多数无症状，只是囊肿大了会压迫膀胱才出现诸如尿频、尿急甚至大小便不畅等表现。根据临床经验，一般囊肿小于4.5cm的用非手术方法治疗都会治愈。大于这个的一般都要做手术取出，当然这也不是绝对的，只是概率大一些而已。病程时间短的可以口服或者静脉输一些抗生素就可以治好，可能因为囊肿的壁薄而易治吧。病程稍长的就要用成药桂枝茯苓丸、金刚藤、花红片、黄藤素或者宫瘤宁等。中医一般认为和气滞、血瘀、痰湿等病理因素有关，用中药治疗，主要以活血化瘀，清热解毒，软坚散结等方法。即使是痰湿引起的也要以破血消癥为主。处方主要按桂枝茯苓丸加减。

处方：桂枝10g，茯苓30g，牡丹皮15g，赤芍15g，桃仁10g，三棱10g，牡蛎30g，夏枯草30g，青皮10g，浙贝母10g，甘草10g，白术20g，香附10g，水煎服。使用时也要随证加减。

病案举例一

黄某　女　33岁　一次妇科体检时发现有卵巢囊肿，大小约4.2cm×3.9cm。因为以前从没有得过这种病，以为是得了肿瘤了呢，着实吓够呛。看患者体质还不错，带下稍微多而且颜色为黄色，有腥臭味，腰骶坠痛，小腹胀满，淡红舌，苔微黄，脉弦数。

辨证：气滞血瘀。

治法：活血破瘀，消肿散结。

处方：桂枝10g，茯苓30g，牡丹皮15g，赤芍15g，桃仁10g，三棱10g，牡蛎30g，夏枯草30g，青皮10g，浙贝母10g，甘草10g，白术20g，香附10g，金银花10g，连翘15g，10剂水煎服。

二诊：服药后，小腹胀痛减轻，带下量也减少，仍有腥味，腰骶坠痛，脱发，记忆力减退，舌质淡，苔少，脉沉弦细。治疗在原方基础上加重补肾剂量。

处方：杜仲10g，枸杞子20g，海螵蛸15g，桂枝10g，茯苓30g，牡丹皮15g，赤芍15g，桃仁10g，三棱10g，牡蛎30g，夏枯草30g，青皮10g，浙贝母10g，甘草10g，白术20g，香附10g，金银花10g，连翘15g，10剂水煎服。

三诊：白带几乎没了，腰腹也不疼痛，自觉身体轻巧，B超显示卵巢囊肿，大小约2.7cm×1.6cm。已经明显消退了。

处方：杜仲10g，枸杞子20g，海螵蛸15g，桂枝10g，茯苓30g，土鳖虫4g，赤芍15g，桃仁10g，三棱10g，牡蛎30g，夏枯草30g，车前子20g，青皮10g，浙贝母10g，甘草10g，白术20g，香附10g，金银花10g，连翘15g，10剂水煎服。

四诊：B超显示，子宫附件未见异常。

解析：气滞则易血瘀，气血郁滞形成有形之物结聚形成癥瘕。癥者，气之郁也，瘕者，血之瘀也。二者形成具有缺一不可或者互相促成，所以并称癥瘕。治疗也是解郁破癥，活血消瘕。

病案举例二

胡某　女　41岁　近3个月来小腹及腰骶疼痛，月经紊乱，经常不规律阴道出血，白带量多色黄，性情急躁易怒，在县医院查B超示：右附件区囊性包块12.2cm×6.5cm，由于这个包块太大，当时医生建议手术治疗。患者不愿意做手术，大大小小的也是个手术，很害怕。后来在县医院静脉输注抗生素一周，未见减小，改投我院中医治疗。

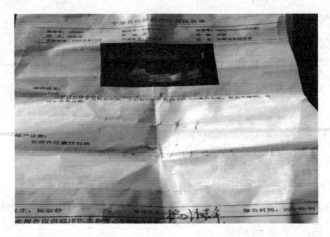

辨证： 湿热积聚，瘀血停滞。

治法： 活血消癥，清热利湿。

处方： 桂枝10g，茯苓30g，牡丹皮15g，赤芍15g，桃仁10g，三棱10g，牡蛎30g，夏枯草30g，青皮10g，浙贝母10g，甘草10g，白术20g，香附10g，金银花10g，连翘15g，10剂水煎服。

二诊： 白带量少，腹部隐痛牵引腰骶，阴道间断出血，血量不多。

处方： 桂枝10g，茯苓30g，牡丹皮15g，赤芍15g，桃仁10g，三棱10g，牡蛎30g，夏枯草30g，青皮10g，浙贝母10g，甘草10g，白术20g，香附10g，金银花10g，连翘15g，10剂水煎服。

三诊： 阴道出血量多，不规则，多为暗黑血水夹杂血块，患者害怕急询问是否停药，听患者诉说后，问其是否身体不适，回答否认，反而感觉小腹疼痛减轻。

处方： 桂枝10g，茯苓30g，牡丹皮15g，赤芍15g，桃仁10g，三棱10g，牡蛎30g，夏枯草30g，青皮10g，浙贝母10g，甘草10g，白术20g，香附10g，金银花10g，连翘15g，10剂水煎服。

四诊： 治疗3个疗程了，症状已经好转，做B超显示卵巢囊肿3.3cm×2.2cm。继续治疗。

处方： 半夏10g，桂枝10g，茯苓30g，牡丹皮15g，赤芍15g，桃仁10g，三棱10g，牡蛎30g，夏枯草30g，青皮10g，浙贝母10g，甘草10g，白术20g，香附10g，金银花10g，连翘15g，10剂水煎服。

五诊： 再做B超，子宫附件未见异常。后二张彩超结果患者保存不当遗失了。

解析： 该患囊肿之大，满以为用中药是不能治愈的，谁想效果竟然如此之好，确实始料未及。该方清热利湿使湿热之邪消散为无形，活血破瘀使瘀滞之形消散，理气散结使气血通调则囊肿自散。

三、产后少乳症的对策

由于现在社会生活方式的转变，年轻的父母们对于孩子用不用母乳喂养感觉无所谓。可实际上母乳对于孩子的成长是至关重要的。吃母乳的孩子自身免疫力要比吃奶粉的孩子高很多倍，况且奶粉事件在近几年里频繁发生，让人无法预料其安全性到底有多高。所以现在的父母们也深深地知道了母乳的重要性，而追求母乳喂养。现在奶粉经济价值很高，一桶普通的奶粉都要上百元或者数百元。民间流传着很多治疗产后乳少的验方，比如狗油炸鸡蛋、六路通炖猪蹄、鲫鱼熬汤、猪油和米饭等，主要都是进食油腻为主。也有很多人认为，剖宫产手术的产妇乳汁分泌会比正常产的要少，主要是剖宫产没有刺激泌乳素的原因。

中医对于产后乳汁不足治疗分型主要有气血虚弱和肝郁气滞两型。实际在临床治疗中没必要分得那么清，还要虚实兼顾为好。笔者在临床中就应用下乳涌泉散加四君子汤加味，效果很好，一般下乳涌泉散用生地黄，实际不如用熟地黄效果更好一些。一般还要加升麻、路路通、冬葵子、皂角刺效果稳定。患者方面也要少生气，保持乐观态度，即使没有奶也要让孩子多吸吮，因为这样可以刺激泌乳素的分泌。

病案举例

杨某　女　31岁　二胎，产后16天，乳汁分泌严重不足，每天总量也就20ml左右，患者情绪不太好，担心孩子没奶吃将来免疫力会受影响。两个乳房也胀大如有乳样，无包块，不痛，恶露已经干净了，小腹也不甚疼痛，还自汗，气短，时有心悸，失眠，面色苍白，舌淡苔薄，脉细数。

辨证： 气血亏虚，肝气不舒。

治法： 补气养血，通络下乳。

处方： 黄芪40g，党参20g，白术15g，当归15g，白芍15g，川芎15g，熟地黄20g，柴胡10g，天花粉10g，桔梗15g，白芷10g，王不留行15g，路路通15g，升麻15g，通草4g，漏芦15g，穿山甲4g（代），皂角刺20g，5剂水煎服。

二诊： 服药后，乳汁明显增多，孩子可以将就吃饱，颜色不是乳白色，而

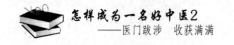

偏淡，两胁微胀，食欲增加，情绪好转。

处方：黄芪40g，党参20g，白术15g，当归15g，白芍10g，川芎15g，熟地黄20g，柴胡10g，天花粉20g，桔梗15g，白芷10g，王不留行15g，路路通15g，升麻15g，通草4g，漏芦15g，穿山甲4g（代），皂角刺20g，5剂水煎服。患者服药后乳汁分泌量充足，孩子一直到1周半断乳，分泌都很好。

解析：产后少乳的病因一般不是单独出现，而是协同为患的较多。治疗不要单独按一种原因用药。一般气虚与肝郁并见，治疗时也要互相参考，才能收到满意疗效。

四、产后身痛病的治疗

妇女产褥期间，出现肢体酸痛、重著、麻木的症状叫作产后身痛。多由血虚，经脉失养，肾虚引起。这是一个不同于一般风湿性疾病的病种，是一种虚性疾病。由于产后气血经脉四肢百骸皆不得滋养，风寒湿等外邪乘虚而入得病，俗称"月子病"，病情虽然不重但是缠绵难愈，不易根除，甚者可数十年深伏体内，遇风寒湿邪则作祟。用汗法治之，轻汗则伏而不出，重汗则伤正气，虽出而复入，所谓缠绵难愈之症。在临床中根据笔者统计，有很多类风湿性关节炎都源于产后感受风寒湿邪而致病。在治疗上也尊血虚、风寒、肾虚辨证论治。血虚者用方黄芪桂枝五物汤为主。此证多见于产后初期，病程较短，时间不长，症状较轻阶段，治疗应该加一些养血滋阴的药物，如：川芎、熟地黄、鸡血藤、党参等。对于风湿证型，在治疗时笔者都是分开来辨证治疗的，偏于受风的以大活络丸治疗，偏于受寒的以乌头汤治疗，属于肾虚的用养荣壮肾汤。

以上都属于症状较轻的情况，有很多患者病情迁延数月甚至数年的，用这些方法治疗就没什么好的疗效。这也是笔者与大家共同商讨的地方。在农村，只要说是月子病，那就注定是一个永远也治不好的病。多少年来，无论是患者、家属、医生都知道这种病是非常难治的。笔者在经过大量临床治愈病例中总结的治法是：温经益气养血，发汗祛风除湿。还要佐助温养五脏，化痰通络等法。

处方：附子20～30g，桂枝10g，荆芥10g，防风10g，黄芪40g，当归10g，川芎15g，乌梢蛇10g，炙甘草20g，通草4g，黄精20g，鸡血藤20g，麻黄10g，白芥子10g，白芍30g，细辛10g，党参20g，杜仲15g，乳香4g，没药4g，生姜、大枣为引，水煎服，此方一般需反复间断服用半年到一年即可收到满意效果。笔者最近几年临床治疗该类患者数百例，收效颇佳。

病案举例

李某　女　41岁　追溯到32岁，生产第二胎，坐月子十几天时，正值冬月，天气寒冷，本来屋内温度还可以，甚至穿单衣就行。这个时候家里有人出了车祸，都去医院和交警队了，家里只有一个眼神不济的奶奶伺候。炉子生的也是一会凉一会热的，做饭时有时还要下地帮忙找东找西的，过了几天不知不觉就感觉浑身发凉，关节酸痛，一直等到出了满月才想起治疗。效果不是很好，这样过了很长时间总也没有起色，间断治疗了2年多，看看也没希望就放弃了治疗。这几年感觉症状越来越糟，就来我院继续寻求中医治疗，经过问诊，得知此乃产后身痛，时间太长成为慢性疾病。看其形寒怕冷，虽已到了小满季节，还要穿着厚衣服，手足冰冷，血管都看不清，皮色苍白，舌质淡红，苔白，脉沉细。

辨证：寒湿久渍，脾肾阳虚。

治法：温阳益气养血，活血通络化痰。

处方：附子20g（先煎），桂枝10g，荆芥10g，防风10g，黄芪40g，当归10g，川芎15g，乌梢蛇10g，炙甘草30g，通草4g，黄精20g，鸡血藤20g，麻黄10g，白芥子10g，白芍30g，细辛10g，党参20g，杜仲15g，乳香4g，没药4g，生姜、大枣为引，10剂水煎服，服药时再口服黄酒50ml。

二诊：药后身体有热乎劲儿了，关节也轻松多了，精神十足，比上次来时的话也多了，衣服还是不敢穿得太少，没有出汗。

处方：附子20g（先煎），桂枝10g，荆芥10g，防风10g，黄芪40g，当归10g，川芎15g，乌梢蛇10g，炙甘草30g，通草4g，黄精20g，鸡血藤20g，麻黄10g，白芥子10g，白芍30g，细辛10g，党参20g，杜仲15g，乳香4g，没药4g，生姜、大枣为引，10剂水煎服，服药时再口服黄酒50ml。

三诊：这次吃完药后，因为天气也热了，来时只穿了短袖，但是每年不敢穿这么少的。口腔黏膜发生溃疡，感觉口干，上火了，处方减少了附子用量。

处方：附子15g（先煎），桂枝10g，荆芥10g，防风10g，黄芪40g，当归10g，川芎15g，乌梢蛇10g，炙甘草30g，通草4g，黄精20g，鸡血藤20g，麻黄10g，白芥子10g，白芍30g，细辛10g，党参20g，杜仲15g，乳香4g，没药4g，生姜、大枣为引，10剂水煎服，服药时再口服黄酒50ml。并告诉患者服完这些药就等到秋天时再吃。

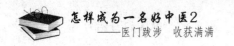

四诊：那时已经是阴历十月了，天气渐冷害怕症状会因此加重，想再吃一段时间药。

处方：附子15g（先煎），桂枝10g，荆芥10g，防风10g，黄芪40g，当归10g，川芎15g，乌梢蛇10g，炙甘草30g，通草4g，黄精20g，鸡血藤20g，麻黄10g，白芥子10g，白芍30g，细辛10g，党参20g，杜仲15g，乳香4g，没药4g，生姜、大枣为引，10剂水煎服，服药时再口服黄酒50ml。之后又连服30剂症状消失，随访2年未复发。

解析：产后气血百脉皆虚，风寒湿等外邪最易深入经络，而形成病理基础，与气血搏结流窜周身而为病患。那时人体气血不足难以抗邪外出，致使邪气流连，等到时日较久不能祛除则伏留体内为患，每随身体虚弱之时或者外邪侵扰之际则出现症状。治疗也应扶正祛邪并用，而以扶正为主。使气血滑利外邪难以立足。

五、产后盗汗症治疗

一般来说，产后因气血较平时虚弱，极易导致自汗或者盗汗之证，以前还有医家把产后盗汗列为产后"三急"症之一。说明其临床症状虽然不重，但是病情较为突出。在治疗中，一般自汗主张用黄芪汤或者玉屏风散，而盗汗用生脉饮。笔者在治疗自汗症时也主要用黄芪汤，而治疗盗汗时一般都是把生脉饮中的人参易为太子参或西洋参，因为人参相对于这两味药来说过于温燥，又易生火，所以用太子参或西洋参更好一些。再加龙骨、牡蛎、浮小麦、枣仁、百合效果更好。

病案举例

牛某　女　28岁　产后1天，日夜汗出，持续不断，以至于说话的力气都没有，先服用黄芪汤4剂，白天汗出量少，至夜间仍然盗汗不止。食欲减退，神疲乏力，失眠多梦，记忆力明显下降，心烦喜呕，手足心热，舌红苔少，脉细。

辨证：**阴虚盗汗。**

治法：滋阴敛汗，益气生津。

处方：太子参20g，麦冬15g，五味子10g，山茱萸30g，龙骨30g，牡蛎20g，浮小麦20g，百合20g，枣仁10g，5剂水煎服，一次即愈。

解析：此盗汗非单纯的阴虚盗汗，阴虚盗汗一般虚重日久，很难短时间痊愈。这属于气阴两虚的盗汗，病程较短，病情不重，及时纠正可以速愈。

六、产后发热病治疗

产褥期内，出现发热持续不退或突然高热寒战，并伴发其他症状者，称为产后发热，相当于现代医学的产褥热。其中原因为外感的自不必多说，感染邪毒的一般和生产之时造成损伤或者感染细菌、病毒等产生的炎症有关。瘀血流出不畅，造成恶露不行，子宫内膜发生感染引起炎症也容易造成发热。至于血虚发热，就是自主神经紊乱引起的，发热症状既轻，治疗也易。这里主要还是讨论感染邪毒的产后发热。西医治疗主要是应用抗生素，静脉滴注，效果既快又好，但容易引起胃肠功能紊乱等证。中药用解毒活血汤，效果虽然很好，但是也有一定弊病，就是回乳问题，很多患者因为使用解毒活血汤而影响泌乳。所以临床用药时一定要加皂角刺、穿山甲（代）、路路通和天花粉，这样既有利于消除产后发热，又不影响泌乳，实为可用之举。

七、产后大便困难

产后大便艰涩或数日不解，或排便时干燥疼痛，难以解出，或大便虽不干硬但排便困难，都属于产后大便难。虽然说这个和津血不足有直接关系，实际上也和中气亏损息息相关。治疗时除了用滑肠药物外还要注意生活起居和排便习惯的养成。主要是要注意粗粮、细粮、蔬菜、水果混合食用才能改善大便形态，再就是每天早上不管有没有大便都要到厕所蹲一会儿，以调动人体的生物钟，使大便按时往下送。在治疗上我还是感觉四物汤加肉苁蓉、柏子仁、生何首乌、火麻仁这个组合很好，既养血润燥，还能滑肠通便。笔者在治疗时还喜欢加天冬、麦冬。

病案举例

杨某　女　33岁　产后10余日，大便只通2次，且干硬如羊粪状，并且量非常少，伴腹部胀满，左下腹压痛，按之有粪块，身热，心烦，口干咽燥，口舌生疮，舌质红苔薄黄，脉洪大。

辨证：胃热，大肠津亏。

治法： 滋阴养血，滑肠通便。

处方： 当归10g，川芎10g，白芍20g，熟地黄30g，肉苁蓉15g，柏子仁

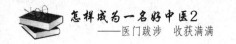
10g，生何首乌20g，火麻仁10g，天冬20g，麦冬10g，党参20g，白术15g，5剂水煎服。

二诊：服药后，大便泻下若干干燥粪块，腹部柔软，食欲大增，口舌疮疡消退。给予麻仁润肠丸善后，并嘱其多饮水，改变饮食结构，做好清晨排便习惯。

解析：产后血虚，阴气也虚，整个肠道属于干燥缺血乏力的境况，大便自然难下。治疗必须滋阴养血，滑肠通便，才能完成生理代谢。

八、产后恶露不绝

恶露实际上是指生产时由于子宫内膜受损伤后的败血以及污秽之物，不能迅速排出而瘀阻于子宫内部的物质。因为子宫复原需要一段时间，所以恶露也就得需要一段时间才能流尽。但是因为患者身体虚弱或者恶露瘀滞过久发炎腐败都会引起恶露不绝。恶露不绝不同于崩漏，两者之间有着本质上的区别，一是各自发生在不同的生理时期，二是恶露乃体内必须排出的败血和废物，而崩漏则是身体内必须保留而流失的血。在治疗上，气虚者教科书上建议用补中益气汤加鹿角胶、艾叶炭。笔者加蒲黄、炮姜、当归，蒲黄有收缩子宫的作用，并能止血化瘀；炮姜温经止血；当归活血和血使瘀血去而新血生。血热者教科书上用保阴煎加阿胶、墨旱莲、海螵蛸。笔者临床多应用五味消毒饮加仙鹤草、黄芪、炙甘草、紫石英、川芎、当归、皂角刺等。五味消毒饮是治疗疮疡的有效方剂，血热型恶露不绝实际上就是一种发生于生殖系统里的炎性疾病，加仙鹤草主要是收敛止血，促进组织修复；黄芪补气生肌，益气升提，有扶正之用；炙甘草缓急止痛；紫石英有降逆气，暖子宫的作用，促进子宫恢复；川芎和当归同用行血中之气，化血中之瘀，也有促进子宫恢复的作用；皂角刺是疮家必用之品，全方合用以促进子宫复原而不使子宫受寒。血瘀证用生化汤只要辨证准确效果可靠。

九、产后排尿异常证

此证多见于新产后小便不通或尿意频数，甚至小便失禁统称为产后排尿异常。这个毛病实际上就是生产后盆腔大量的东西突然没了，而给膀胱的压力小了，造成膀胱气化不利而致病。这也只是暂时的生理变化，时间短的自行调节就好，时间长或者症状较重的可以用药治疗。但是有一点，好多人都认为这是泌尿系统的炎症，这就错了。笔者在治疗时主要以十全大补汤加萆薢、菟丝子、桂枝、通草效果很好。这里萆薢有分清别浊功能，菟丝子有补肾固精的作用，可收涩肾气有利于膀胱气化作用，桂枝有温阳通脉作用，可促进膀胱气化，利于产后恢复，通草有利尿通淋的作用。

病案举例

贠某　女　31岁　产后第一天就感觉小便欠通，排尿不畅，但是能排出来，就是时间长。第二天，排尿困难，有潴留现象，感觉烧灼感，不知不觉时还有些尿裤子，腰酸旋冒，汗多，食欲减退，少气懒言，舌质淡，苔少，脉濡细。

辨证：肾气不足，脾胃虚弱。

治法：温肾健脾，化气利尿。

处方：党参20g，黄芪40g，白术15g，甘草30g，当归10g，川芎10g，白芍20g，熟地黄20g，茯苓20g，肉桂5g，萆薢15g，菟丝子20g，桂枝10g，通草4g，3剂水煎温服取效，之后排尿如常。

解析：产后短时间内生殖及泌尿系统还没有复原，气化不利。应该温肾健脾，化气利尿，使身体津液得归正化，排尿方能如常。

十、产后腹痛证

产后以小腹疼痛为主要症状的叫产后腹痛证。临床中此类患者虽然较多，但是真正治疗的并不多，一般人认为，痛得不严重，就不用吃药。有一些比较娇生惯养的就怕再生什么病的人，还是要求吃药治疗。多因为血虚或血瘀引起，笔者总结为：血虚者一般因血虚失养或拘挛而痛，血瘀者一般为气血不通瘀而作痛。治疗时即使是血虚引起的治疗也要少加活血药，剂量和药味不可过多，由于这个时间正是恶露排出的时候，活血药过多恐伤络脉造成出血量多。有瘀血的用药也必须小心不用破血逐瘀药。血虚者用傅青主的肠宁汤，药物有：当归、熟地黄、阿胶、人参、山药、续断、麦冬、肉桂、甘草。笔者临床时还要加用白芍、细辛、蒲黄。白芍用量都在30g左右，因其缓急止痛效果非同一般，并且有疏肝解郁之效；细辛对于小腹部疼痛有开通经络的特殊疗效；蒲黄对于子宫复原有不可替代的作用。血瘀者用生化汤加益母草。笔者还要加失笑散。

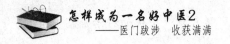

病案举例

秦某 女 28岁 产后恶露通行不畅，小腹胀痛，时作时止，阴道下血有块，色暗红，曾服生化颗粒和元胡止痛片三天无效。家属代诉，患者小腹冷痛，得温痛减，手足冰凉，食则呕恶，精神困顿。

辨证：瘀血阻滞，经脉受寒。

治法：温经散寒，活血止痛。

处方：当归15g，川芎10g，人参10g，熟地黄20g，山药30g，川断15g，麦冬10g，肉桂5g，炙甘草30g，乌药10g，炮姜10g，白芍30g，细辛10g，蒲黄20g（包煎），五灵脂10g（包煎），3剂水煎服，得药疼痛明显减轻，后按原方再服3剂而愈。

解析：产后受寒，阻碍气血通行，则腹痛。治疗应温经散寒，养血活血止痛。方以四物汤加温养气血，通经止痛之药，使腹痛缓解。

十一、产后痉证

这个一般都是指产后破伤风而言。在先古时代卫生环境十分恶劣，以及民俗风气不良等因素，（比如生产时在产妇身下铺垫干草、用细土面防止产后血液溅到别处这些陋习）这是一个很常见的病。也是产妇死亡率居高不下的恶魔，很多年轻的产妇因此而夺走了生命。现在由于社会和家庭对产妇的重视，而使这个恶魔几乎销声匿迹了。临床中还有这个病吗？我可以告诉你，还真有！笔者就亲身经历了一例这样的患者。当然，治疗还是以西药解决惊厥抽搐，防止病情恶化，甚至先保命为上策。临床中倒是没有用中药治疗过此类患者，所以不敢贸然说东道西。

十二、产后血晕证

产妇分娩后，突然头晕眼花，不能坐起，心胸满闷，恶心呕吐，痰涌气急，心烦不安，甚者口噤神昏，不省人事，称为产后血晕。这个病和西医的出血性休克、疼痛性休克等很近似，当然在治疗上也要"急则治其标，缓则治其本"。无论是血虚气脱还是瘀阻气闭都要先按照西医上抢救休克的程序去进行抢救。待病情缓解时再参照中医的辨证思维去考虑整体调节。也就是一定要等到病人生命体征稳定了再用中药。对于血虚气脱证教科书上要求用独参汤，在治疗中最好用野山参，如果没有野山参，就用参附龙牡救逆汤或者人参生脉饮。这些方法只是可以促进身体恢复，使气血充沛达到身体功能正常。对于瘀阻气闭引起的应该以西医的方法抢救，使患者处于安全后再治疗。

十三、妊娠病

1. **妊娠恶阻**　妇女妊娠后出现恶心呕吐，头晕厌食，或食入即吐者，称为恶阻。妊娠后可以说很多都有恶心或者呕吐的反应，一般电视剧的怀孕剧情也是以恶心呕吐，然后找个郎中号号脉就怀孕了。这是很正常的反应，所以没有必要只要看见恶心或者呕吐就按有病对待，只要是不影响正常生活就没有必要去治疗。如果孕妇长时间恶心呕吐不食，不但影响自己身体健康，还会引起宝宝的发育障碍，这就必须要治疗的。临床见神疲思睡，呕吐清涎，少气懒言，面色苍白，腰酸腹坠，舌淡苔少，脉滑无力的一般属于脾胃虚弱，治疗以香砂六君子汤为主。笔者在治疗恶阻时通常把木香易为黄芪，加白豆蔻，这样效果很好。对于呕吐酸苦水，胸满胁痛，烦渴口苦，舌红，脉弦的笔者认为这不只是肝胃不和，而是肝胃郁热。书上用苏叶黄连汤加半夏、陈皮、竹茹、乌梅。而笔者在临床中用苏叶黄连汤加竹茹、半夏、黄芩、白术，收到的效果比加乌梅和陈皮好。

病案举例一

钱某　女　23岁　怀孕4周即感胃脘满闷，时吐酸水，口苦多饮，饮后再吐，十余天饮食难下，导致心情烦乱，头晕面赤，脉弦滑数。先给予紫苏叶6g（后下），黄连9g，半夏10g，陈皮6g，竹茹10g，乌梅10g，2剂水煎服，收效不佳，还时常呕吐，口苦心烦，舌红苔微黄，脉弦滑。改方：紫苏叶6g（后下），黄连9g，半夏10g，黄芩6g，竹茹10g，白术20g，3剂水煎服，患者服药后即感胃脘舒畅，心情也不烦了，关键是舌苔没有了黄色，脉象滑数，不见弦象。

解析：黄芩、白术安胎效果好，并能清泄肺胃火热，乌梅酸性较重，口服后易引起胃酸，在这时应该不用为宜。

病案举例二

李某　女　27岁　怀孕约1个月就开始恶心呕吐，几乎不食，食入即吐，吐出物多为不化食物和清涎，神疲无力，懒言少气，开始并没有当作一回事，后来时间长了总不见好转，就开始治疗，也曾经吃过好多中药，也输过液，口服维生素B$_6$等，就是不缓解，这样一直到怀孕5个月了，症状丝毫不缓解，致使宝宝发育不良，明显低于正常孕龄，家属都很着急，听别人介绍来我院治疗，询问其临床表现和以前一样，看舌质淡白，舌苔白滑，脉虚细。

辨证： *脾胃虚弱*。

治法： 健脾和胃，安胎。

处方： 党参20g，白术20g，茯苓10g，甘草10g，半夏10g，陈皮6g，黄芪30g，白豆蔻10g，砂仁10g，生姜、大枣为引子，5剂水煎服。

服药后食欲好转，想吃饭了，呕吐次数明显少了，身上也有力气了。

处方： 党参20g，白术20g，茯苓10g，甘草10g，半夏10g，陈皮6g，黄芪30g，白豆蔻10g，砂仁10g，生姜、大枣为引，再服5剂，症状明显好转，只是恶心，但是不吐了。以成药补中益气丸、保胎丸各一盒善后，十月怀胎得一5.8斤男婴，智力和身体发育如常。

解析： 脾胃气虚则运化乏力，方中党参、白术、茯苓、甘草、黄芪健脾；白豆蔻、砂仁、陈皮、生姜温胃止呕安胎，使脾胃健壮则消化之力强悍，胃气也随之下降为和。

2. **妊娠腹痛** 妊娠期间因胞脉阻滞或失养，气血运行不畅而发生小腹疼痛者，称为妊娠腹痛。致病原因主要有血虚、气郁、虚寒。实际上怀孕时受精卵着床后由于发育并逐渐生长而破坏了子宫黏膜和黏膜下组织，就会引起疼痛，这种小范围的疼痛如果不剧烈一般不需治疗，也不属于妊娠腹痛的范畴。而因为血虚、气郁、虚寒引起的大范围腹痛才可辨证论治。临床中血虚引起的一般表现疼痛程度较轻，性质为钝痛；气郁引起的表现一般较重，性质为胀痛或串痛；虚寒引起的表现为悠悠不止，疼痛时间较长，甚至伴随整个孕期。在临床中对于血虚者书上要求用当归芍药散加减，笔者在治疗血虚妊娠腹痛时当归、川芎和白芍的剂量一定要小于常量，还要加熟地黄、杜仲、菟丝子、党参、桑寄生等用以安胎。对于气郁引起的妊娠腹痛，笔者一般用逍遥散减少用量加紫苏梗、砂仁、白豆蔻。对于虚寒性妊娠腹痛书上要求用胶艾汤加巴戟天、杜仲、补骨脂，笔者认为补骨脂的作用较强，不良反应也较大，妊娠期间用药应该以绵软柔和为主，所以在临床时应该加续断、桑寄生、菟丝子、杜仲、党参，并且减少川芎用量。

另外，这里不涉及宫外孕，因为宫外孕属于外科急诊范畴。这里要说的是，临床见到怀孕早期，2个月以内的患者，如果突然出现严重的腹痛，尿妊娠试验阳性的，无论有无阴道出血，都要警惕宫外孕，有时是内出血！遇到这个情况先测血压，往往此时血压过低引起休克，这就要分秒必争联系外科或妇科会诊，条件不好的要及时送往上一级医院。

3. 胎漏、胎动不安　妊娠期间阴道少量出血，时下时止而无腰酸腹痛者，称为胎漏；若仅有腰酸腹痛或下腹坠胀，或伴少量阴道出血者，称为胎动不安。两者均是堕胎或小产的先兆。临床中两者常常并见，很少截然分开。确实本病和胎元与母体有重要关联。胎元方面：夫妇之精气不足，虽能两精相合但胎元不固。一般表现为男子精液清冷稀薄，成熟力或成活力不足，动力不足。女子卵泡发育不良，排放不畅等。母体方面：素体虚弱，肾气不足，或先有堕胎小产，调养时间不足，或暴受惊恐，过度劳动伤损胎气，或药物、疾病等因素引起胎元不固。

门诊在这个疾病的治疗上主要肌内注射黄体酮为主，也可口服黄体酮片、保胎丸、维生素E等。引起的原因有肾虚、气血虚弱、血热和跌仆伤胎。肾虚引起的用寿胎丸（菟丝子、桑寄生、续断、阿胶）加党参、白术。笔者还加杜仲、砂仁、黄芪、山药、山茱萸。因为现在的患者身体都比较虚弱，受孕也困难，所以治疗时还要多加一些补肾固冲任的药物。气血虚弱的用胎元饮（人参、当归、杜仲、白芍、熟地黄、白术、陈皮、炙甘草）去当归加黄芪、阿胶。笔者在临床中只要是气血虚弱的认为当归只要不超过10g，还是考虑用的，当归可补血活血兼有和血的功能，这是理血药中不可或缺的一味药。还要加一些补肾固冲任的药，比如：杜仲、菟丝子、续断等。我们求的是疗效，是母子平安，所以不要拘泥地把安胎药分成哪类。血热者，用保阴煎（生地黄、熟地黄、白芍、黄芩、黄柏、续断、山药）加苎麻根。笔者再加砂仁、白术、紫苏梗。

4. 堕胎、小产、滑胎　妊娠12周内，胚胎自然殒堕者，称为堕胎，妊娠12～28周，胎儿已成形而自然殒堕者，称为小产。堕胎或小产连续发生三次以上者，称为滑胎，而在临床上连续发生堕胎或小产二次就应该按照滑胎治疗，不必要非得等到患者堕胎或小产三次再按滑胎诊治。堕胎与小产只是时间上的区别，症状轻重有别。还有一些怀孕早期仅有阴道少量出血而没有堕胎之虞的不要按堕胎处理，也有极其个别的孕妇，怀孕后仍然按月走血，也不伤损胎元，还能正常分娩，当然这只是个别。只要出现下血量多甚至有血块的就不能再用保胎的方法了，因为这样即使保住了，孩子也会不健康甚至会发育残缺。无论是堕胎还是小产都要按坐月子一样对待患者，因为这样很容易得病，甚至会引起不孕。有必要的可以吃几剂生化汤。

而有滑胎倾向的书上用补肾固冲丸，临床中很少购到，自己配药又麻烦，所以临床时按补肾固冲任的方法配伍方剂更实用。任脉主胞胎，主受孕，更确切一点应该是补肾固任，笔者的方子如下。

处方：菟丝子20g，续断15g，巴戟天15g，杜仲10g，当归10g，川芎10g，熟地黄30g，阿胶10g（烊化），鹿角霜15g，淫羊藿20g，枸杞子15g，桑寄生15g，党参20g，黄芪30g，甘草10g，金樱子10g，覆盆子10g，水煎服。宫寒的加紫石英30g，小茴香20g；血热的加黄芩、牡丹皮；肝郁的加柴胡、八月扎。

5. 子烦　孕妇在妊娠期间出现烦闷不安，郁郁不乐，或烦躁易怒等现象，叫作子烦。可以说对于多数女人来说，怀孕是一生中最幸福的时光。但是越是这个特殊时期，反而精神情绪波动就越大。现在有一个病名就是产前抑郁症，和这个子烦有很多联系。她们要考虑这个孩子发育得正常不正常，长得好看不好看，将来傻不傻，等等问题。还要考虑生完孩子了，自己的体型变化大不大，生产时顺不顺了等。这时间长了情绪就会受到影响，甚至会导致抑郁。子烦在临床中有虚实之分，虚者为阴血不足，血少不足以滋养心经而心火独亢发烦，治疗用人参麦冬散（人参、麦冬、茯苓、黄芩、知母、生地黄、炙甘草、竹茹）加莲子心。在临床中笔者还加百合、五味子、浮小麦。实者为痰火上扰，心神不宁而成。治疗用竹沥汤（竹沥、麦冬、黄芩、茯苓、防风）去防风，加浙贝母。笔者临床再加龙骨、牡蛎。

病案举例

毛某　女　27岁　怀孕3个月后，先是睡眠不好，后来情绪低落，无故烦躁，病情时好时坏，反复发作，已经3个多月了，起初以为就是一时性心情不好，后来越来越重，以至于整晚不睡，来我院就诊，问其食欲欠佳，头晕心悸，潮热盗汗，四肢乏力，因为怕有什么影响又不敢用药，看其舌淡苔少，脉象滑数。

辨证：心肾阴虚，肝气郁结。

治法：滋阴补肾，疏肝解郁。

处方：党参20g，黄芪20g，茯苓10g，黄芩10g，竹茹10g，麦冬10g，百合20g，龙骨30g，牡蛎20g，浮小麦20g，5剂水煎服，尽剂而愈。

解析：怀孕后人体的好多心理就会发生变化，对孕妇来说也是一种考验。自然就会引起心情压抑不舒等变化。这除了肝气郁结外，还与肾阴亏损有关。治疗时就要疏肝解郁与滋阴补肾并用。还要清心火而降逆气，方中党参、黄芪健脾以养后天之本，茯苓、麦冬、百合、龙骨、牡蛎、浮小麦滋养心肾阴精而收敛浮越之虚火，以防虚火上灼心阴；黄芩、竹茹清泄肝胆邪热，使胆安心气平和。

6. 子肿　妊娠后，肢体面目发生肿胀者，称为子肿。怀孕中晚期后，由于气机阻滞，阳气敷布不足，更容易引起水液代谢障碍，发生水肿，轻者可不必治疗，症状稍微重点的口服济生肾气丸或健脾丸，症状严重的辨证施治。一般分为脾虚、肾虚、气滞三种，脾虚的用白术散（白术、茯苓、大腹皮、生姜皮、陈皮）加砂仁。在临床时这样的方子疗效还是较差，笔者还要加党参、黄芪、桂枝。党参、黄芪补气健脾，桂枝温阳化气利水，三者合用增强健脾行水之力，疗效自然要比白术散好一些。对于肾虚的用真武汤（附子、生姜、茯苓、白术、白芍）。临床应用时感觉还是加桂枝、黄芪、陈皮效果更佳。气滞引起的子肿，治疗用天仙藤散（天仙藤、香附、陈皮、甘草、乌药、生姜、木瓜、紫苏叶）合四苓散（茯苓、猪苓、白术、泽泻）。现在对于主药天仙藤的临床使用问题是非常谨慎的，因为它的肾毒性对孕妇的安全性还是必须要小心的，笔者临床干脆不用，以木香易之。

7. 子晕、子痫　妊娠中晚期，出现头目晕眩，状若眩冒者，称为子晕；若妊娠晚期或临产时或新产后，发生眩晕倒扑，昏不知人，手足抽搐，全身强直，双目上视，须臾醒，醒复发，甚或昏迷不醒的，称为子痫。这和临床中的妊娠高血压症状相似，还有妊娠糖尿病后期也会引起子晕、子痫的发生。

子晕的治疗，阴虚肝旺证用杞菊地黄丸（熟地黄、山药、山茱萸、茯苓、泽泻、牡丹皮、枸杞子、菊花）加石决明、钩藤、龟甲、何首乌。在临床中这样的轻型患者可以直接给予杞菊地黄丸成药，或者强力定眩片就可以。脾虚肝旺的用白术散（白术、茯苓、大腹皮、陈皮、姜皮）加石决明、钩藤。笔者加党参、黄芪、山药、桑叶。

对于子痫者，属于急、危、重症，处理不当会引起严重后果甚至死亡。所以在治疗当中必须本着"急则治其标"的原则，对症处理。要看看是妊高症引起还是妊娠糖尿病引起，或者是其他原因引起的，然后再进行治疗。

8. 子悬　妊娠胸胁胀满，甚或喘急，烦躁不安者，称为子悬。用紫苏饮（紫苏叶、陈皮、大腹皮、白芍、当归、川芎、人参、甘草）加黄芩。笔者在临床时见到此类患者，用归脾汤，效果要好于紫苏饮。因此乃心脾气虚之故，脾胃气滞，壅塞不通，气血虚弱不能上奉养心而烦躁，用归脾汤调养血气，血气充盛则百病不侵。曾治愈一例30岁患者，平素体胖，未孕之时走路稍快则气喘吁吁，现妊娠6个月，突然心胸满闷，坐卧不安，心慌心悸，气短汗出，过十余分钟自行缓解，以后不知啥时候就要发作，曾用紫苏饮断续治疗，时好时坏，效果不佳。后来到妊娠7个月了，发作反而更频繁了，几乎每日都有一二次。改归脾汤治疗，服药3剂见效，10剂恢复，后得一健康婴儿。

9. 子瘖　因妊娠而出现声音嘶哑，甚或不能出声者，称为子瘖。本病属于阴虚，治疗以六味地黄丸（熟地黄、山茱萸、山药、泽泻、茯苓、牡丹皮）加沙参、麦冬。临床中，笔者认为该病属于气阴两虚，气不足升举无力则阴血难以滋润喉咽，致失音。治疗主要以补气生津，滋肾润肺为主。

　　处方：沙参10g，麦冬10g，熟地黄20g，山茱萸10g，石斛10g，女贞子15g，墨旱莲20g，百合20g，知母10g，天冬10g，党参20g，黄芪30g，升麻10g，牡蛎30g，水煎服。

十四、月经病

　　就是指月经的周期、经期、经量、经色、经质的异常，或者伴随月经周期出现的症状为特征的疾病。

　　1. 月经先期　月经周期提前七天以上，甚至十余日一行者，称为月经先期。气虚引起者用补中益气汤（人参、黄芪、炙甘草、当归、陈皮、升麻、柴胡、白术），对于兼有怔忡心悸，失眠多梦的心脾两虚者还要加一些养心安神的药物，如茯苓、远志、龙骨、牡蛎、熟地黄等；对于月经先期量少质稀，伴腰酸腿软的肾虚症状还应该加一些温补脾肾的药物，比如：补骨脂、菟丝子、鹿角胶、益智仁等。血热型又分为实热和虚热，实热又有阳盛血热，肝郁血热。阳盛血热属于纯阳有热的类型，病程时间短，治疗效果快，临床为阳盛血热者少见；肝郁血热则病程时间长，治疗效果慢，并且常常反复迁延难愈，临床所见较多。阳盛血热用清经散（牡丹皮、地骨皮、白芍、熟地黄、青蒿、黄柏、茯苓），笔者临床时加栀子炭、蒲黄炭、侧柏叶，疗效更好一些。肝郁血热用丹栀逍遥散（牡丹皮、炒栀子、当归、柴胡、白术、茯苓、炙甘草），笔者临床时加郁金、百合、牡蛎、佛手、香附。而虚热型月经先期用两地汤（生地黄、地骨皮、玄参、麦冬、阿胶、白芍），笔者加二至丸、青蒿、仙鹤草、龙骨、牡蛎、山茱萸、黄柏，效果更好。

　　2. 月经后期　月经周期延后七天以上，甚或四五十日一至的，称月经后期。原因一般有血寒、虚寒、血虚、气滞。血寒引起的，一般量少，色暗有血块，小腹冷痛，得热痛减等症为辨证要点。治疗以温经汤（人参、当归、川芎、白芍、桂心、莪术、牡丹皮、甘草、牛膝），临床中笔者加小茴香、紫石英、乌药、细辛、炮姜等温经散寒之品。虚寒引起的伴有量少，色淡红，质清稀，无血块，腰部酸痛，小腹隐痛为辨证要点。治疗用艾附暖宫丸（艾叶、香附、当归、续断、吴茱萸、川芎、白芍、黄芪、生地黄、肉桂），笔者加附子、枸杞子、巴戟天、骨碎补、党参、菟丝子等温补肾阳的药物。而血虚引起的以经血色淡红，伴头晕眼花，心悸少寐为辨证要点，治疗以大补元煎（人参、山药、熟地黄、杜仲、当归、山茱萸、枸杞子、炙甘草）为主，临床时笔者加阿胶、川芎、黄精、远志等生血养心的药物。气滞引起的以小腹胀痛，伴两胁、胸腹、乳房胀痛、脉弦为辨证要点，治疗以乌药汤（乌药、香附、木香、当归、甘草）为主。临床时笔者加柴胡、百合、青皮、佛手等疏肝解郁的药物。

3. 月经先后无定期　月经周期或提前或延后七天以上者，称为月经先后无定期。在临床中这才是真正意义上的月经失调。病机以肝郁和肾虚为主，实际上两者不可截然分开，肝郁中掺杂肾虚，肾虚里也有肝郁的成分，不要将两者分开看待，只是谁主谁次之分。单一的肝郁和肾虚都不会引起月经先后无定的。肝主疏泄，包括对月经的疏泄，可调理月经的来和走，肾主固涩并统摄冲脉，也关系到月经的收和发。所以在治疗的时候也是疏肝与补肾同步。笔者综合二方之长而合二为一。

处方：柴胡10g，茯苓20g，白术15g，当归15g，白芍20g，香附10g，陈皮10g，熟地黄30g，山药30g，山茱萸10g，菟丝子20g，枸杞子15g，淫羊藿20g，鹿角霜15g，杜仲10g，水煎服。临床中笔者对于此类患者几乎都应用该方，收到很好的疗效，此方为疏肝解郁，补肾通经，攻补兼施之剂。

4. 月经过多　月经量较以往明显增多，周期基本正常者，称为月经过多。主要病机为气虚、血热、血瘀。气虚者以月经量虽多，但色淡质稀，伴有气短懒言，浑身乏力等症为辨证要点。治疗以举元煎（人参、黄芪、白术、升麻、炙甘草）为主方。笔者加茯苓、山药、焦三仙、海螵蛸、阿胶、蒲黄、龙骨、牡蛎。血热者，以月经量大，色深，质稠，伴有心烦口渴，尿黄、便干等实热症为主要辨证要点。治疗以保阴煎（生地黄、熟地黄、黄芩、黄柏、白芍、山药、续断、甘草）为主方。笔者总以安冲汤加减为主要方剂（海螵蛸、茜草、白术、黄芪、龙骨、牡蛎、生地黄、白芍、甘草、蒲黄、血余炭、山茱萸、三七、仙鹤草、墨旱莲）。对于血瘀者，以月经量多，色黑有块，腹痛而经期稍长为辨证要点。治疗以失笑散（蒲黄、五灵脂）加血余炭、茜草、益母

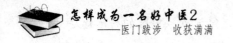

草为主方。笔者加当归、川芎、赤芍、香附等活血通经药。

5. 月经过少　月经周期基本正常，经量明显减少，甚或点滴即净者，称为月经过少。常言道"大河有水小河流"，就是说主管月经满而外溢的"血海"里，如果血液充盛，月经就会随月而至。如果血海不足，冲脉衰少，月经自然就会稀少。这是说血虚引起的，笔者总结了"蓄血通经"的方法，临床应用行之有效。病机总以：血虚、肾虚、血瘀、痰湿为主。血虚引起者，以月经量少，色淡无块，伴有头晕眼花，心悸怔忡为主要辨证要点。治疗以滋血汤（人参、山药、黄芪、茯苓、川芎、当归、白芍、熟地黄）为主。笔者加炙甘草、阿胶、黄精、枸杞子、天冬等填精养血药。肾虚引起的主要以月经量少，伴腰膝酸软，夜尿多，头晕等症状为主要辨证要点。治疗以归肾丸（菟丝子、枸杞子、杜仲、山茱萸、当归、熟地黄、山药、茯苓）。笔者加淫羊藿、黄精、桃仁、益母草、鹿角胶等温肾活血药物。血瘀引起者，以月经量少，色黑有块，小腹胀痛拒按为主要辨证要点，治疗以桃红四物汤（桃仁、红花、川芎、当归、白芍、熟地黄）为主。笔者加香附、益母草、枸杞子、党参、黄芪、白术等补肾健脾的药物。痰湿引起的，以月经量少，形体肥胖，胸闷呕恶为辨证要点，此类型与现代医学的多囊卵巢疾病有很多相似之处。后者一般和激素分泌紊乱有关，更易引起闭经或不孕。治疗以苍附导痰丸（茯苓、半夏、陈皮、甘草、苍术、香附、胆南星、枳壳、生姜、神曲）为主。临床中还要加淫羊藿、肉苁蓉、桃仁、枸杞子、覆盆子、鹿角霜等一些补肾益精，活血化瘀的药物。

6. 经期延长　月经周期基本正常，行经时间超过七天，甚或淋漓半月方净者，称为经期延长。这里要注意的是行经时间延长，而不是月经周期延长。主要的病理是气滞血瘀和阴虚内热。笔者认为还应该和气虚有关，气虚则统摄无权，冲任不固，经血失于统摄而经久不止，临床表现为经血色淡，淋漓难尽，伴有神疲乏力，面色苍白，少气懒言等气虚体征。对于气滞血瘀引起的主要以经血淋漓，量少，色暗黑，小腹疼痛拒按为辨证要点，治疗以桃红四物汤合失笑散（桃仁、红花、当归、川芎、熟地黄、白芍、蒲黄、五灵脂）为主。笔者加仙鹤草、墨旱莲、柴胡、紫石英、杜仲炭等温肾补肾止血药物。阴虚血热引起的主要以经血淋漓不断持续十余日，量少，质稠，伴潮热，颧红等虚热症状为辨证要点，治疗以两地汤合二至丸（生地黄、玄参、白芍、麦冬、阿胶、地骨皮、女贞子、墨旱莲）为主。笔者还加菟丝子、五味子、枸杞子、牡蛎、龙骨、红景天等滋阴补肾的药物。

7.　痛经　妇女正值经期或行经前后，出现周期性小腹疼痛，或痛引腰骶，甚则剧痛昏厥者，称为痛经。可以说青年或者青少年女子，在一生中没有不经历过痛经的，只是疼痛轻重之分。就病机而言，大体分为气滞血瘀、寒凝胞中、湿热下注、气血虚弱、肝肾虚损五种。①气滞血瘀，主要以经前或行经期间小腹胀痛，拒按，经色暗黑，伴胸胁乳房胀痛为辨证要点，治疗以膈下逐瘀汤（当归、赤芍、川芎、桃仁、红花、枳壳、延胡索、五灵脂、牡丹皮、乌药、香附、甘草）为主。笔者加没药、柴胡，甘草易炙甘草。②寒凝胞中，主要有阳虚内寒和寒湿凝滞之分。阳虚内寒以经期或者经后小腹冷痛，得热则舒为辨证要点，治疗以温经汤（吴茱萸、当归、赤芍、川芎、人参、麦冬、半夏、牡丹皮、阿胶、甘草、桂枝）加附子、艾叶、小茴香为主。笔者加紫石英、干姜、防风。③寒湿凝滞，主要以小腹冷痛，得热痛减，按之痛甚为辨证要点。治疗以少腹逐瘀汤（小茴香、干姜、延胡索、没药、当归、川芎、肉桂、赤芍、蒲黄、五灵脂）为主。笔者加附子、细辛和炙甘草30g以上，这些散寒止痛峻猛之品，不但止痛效果显著，更易散寒通络。④气血虚弱，以经期或者经后小腹隐隐作痛，喜揉按，色淡质稀为主要辨证要点，治疗以圣愈汤（人参、黄芪、当归、川芎、熟地黄、生地黄）去生地黄，加白芍、香附、延胡索为主方。笔者加细辛、枸杞子、阿胶、炮姜、炙甘草等温养气血的药物。⑤肝肾虚损，以经后一二日内小腹绵绵作痛，经少色暗，腰部酸痛为主要辨证要点，治疗以调肝汤（当归、白芍、山茱萸、巴戟天、阿胶、山药、甘草）为主，笔者加淫羊藿、菟丝子、杜仲、黄精等填精益髓之品。

　　8.　经间期出血　凡在两次月经之间，即氤氲之时，有周期性出血者，叫作经间期出血。主要的病机为肾阴虚、湿热、血瘀。肾阴虚者主要以经间期出血量少，腹不痛，腰酸不寐等症为辨证要点，治疗以两地汤（生地黄、玄参、白芍、麦冬、阿胶、地骨皮）合二至丸（女贞子、墨旱莲）为主。笔者加海螵蛸、仙鹤草、菟丝子等补肾滋肾和收敛止血药物。湿热引起者，主要以经间期出血，色红质黏稠，伴骨节疼痛，小便短赤，舌苔黄腻，脉弦细。治疗以清肝止淋汤（当归、白芍、生地黄、牡丹皮、黄柏、牛膝、香附、黑豆）去阿胶，加小蓟、茯苓。笔者加车前子、萆薢、柴胡等清热祛湿的药物。血瘀引起的，主要以经间期出血，色紫黑或有块，少腹刺痛为主要辨证要点，治疗以逐瘀止血汤（生地黄、大黄、赤芍、牡丹皮、当归、枳壳、桃仁、龟甲）为主。此证型必须辨证准确，才能处方，万万不可乱用逐瘀破血的药物，以防犯虚虚实实之戒。

9. 闭经 女子年逾18周岁月经尚未初潮，或已行经而又中断三个月以上者，称为闭经。主要病因病机有：肝肾不足、气血虚弱、阴虚血燥、气滞血瘀、痰湿阻滞。

（1）肝肾不足：主要以年逾18周岁尚未行经，或月经量少逐渐闭经为辨证要点，治疗以归肾丸（熟地黄、山药、山茱萸、茯苓、当归、枸杞子、杜仲、菟丝子）加鸡血藤、何首乌为主。这种疾病在以前生活条件较差的时候是有很高的发病率的，而现在当今社会人们的生活水平都有很高的提升，所以人们的体质也有相当的提高，这样的疾病发病率就下降很多。现在有很大一部分女子的初潮年龄甚至提前到10岁左右。笔者在临床时还要加淫羊藿、鹿角胶、肉桂、益智仁、黄精等温阳益肾的药物。

（2）气血虚弱：主要以月经量少后期并逐渐闭经，伴头晕心悸，眼花羸瘦为辨证要点，治疗以人参养荣丸（人参、黄芪、白术、茯苓、远志、陈皮、五味子、当归、白芍、熟地黄、肉桂、炙甘草）为主方。笔者加杜仲、菟丝子、桃仁、阿胶等补肾养血的药物。此类患者一般继发于大的创伤后或者身体极度虚弱的情况，只要补气养血调经并用，痊愈的希望还是很大的。

（3）阴虚血燥：主要以月经由少而闭经，伴潮热盗汗，舌红少苔为辨证要点，治疗以加减一阴煎（生地黄、熟地黄、白芍、麦冬、知母、地骨皮、炙甘草）加黄精、丹参、枳壳为主。该类患者临床并不多见，除非继发于结核病。如果遇见此类患者，除上方外还要加牡蛎、阿胶、紫河车、当归、川芎等养血活血的药物。

（4）气滞血瘀：主要以月经数月不行，胸胁胀满，少腹疼痛拒按为辨证要点，治疗以血府逐瘀汤（桃仁、红花、当归、生地黄、川芎、赤芍、牛膝、桔梗、柴胡、枳壳、甘草）为主。此类患者是闭经里面最多见也是最容易治好的，常继发于吸宫引产术后或者行经期间情志不畅，饮冷着凉等原因引起。

（5）痰湿阻滞：主要以闭经，形体肥胖，神疲呕恶，苔腻等为辨证要点，治疗以苍附导痰丸（茯苓、半夏、陈皮、甘草、苍术、香附、胆南星、枳壳、生姜、神曲）合佛手散（当归、川芎）为主。笔者加淫羊藿、杜仲、菟丝子、桃仁、红花、鹿角胶、巴戟天等补肾活血的药物。与现代医学的多囊卵巢病相似，两者都有形体肥胖、月经不行等表现，并且治疗效果都很慢，但是只要积极治疗大多数都能治好的。

10. 崩漏 崩漏是经血非时暴下不止或淋漓不尽，前者称崩中或经崩；后者称漏下。病机为血热、肾虚、脾虚、血瘀等不同。

（1）血热：虚热，以经血非时突然而下，量或多或少，伴心烦潮热等虚热症状。治疗以保阴煎（生地黄、熟地黄、白芍、黄芩、黄柏、川续断、山药、甘草）加沙参、麦冬、五味子、阿胶为主。笔者加仙鹤草、蒲黄、白术、龟甲等收敛止血和滋阴清热的药物。实热，主要以经血非时突然大下，或淋漓不断，伴烦热口渴，大便干结，脉洪数，为辨证要点，治疗以清热固经汤（黄芩、栀子、生地黄、地骨皮、地榆、阿胶、藕节、棕炭、龟甲、牡蛎、甘草）加沙参为主。笔者加龙骨、蒲黄、仙鹤草等收涩止血的药物。

（2）肾虚：肾阳虚，以经血非时而下，时间较长，畏寒肢冷，腰膝酸软为主要辨证要点，治疗以右归丸（附子、肉桂、熟地黄、山药、山茱萸、枸杞子、菟丝子、鹿角胶、当归、杜仲）去肉桂、当归，加黄芪、覆盆子、赤石脂为主。笔者加墨旱莲、仙鹤草、炮姜等收涩止血和温经止血的药物。肾阴虚，主要以经血非时而下，血量偏少，色红，质稠，伴耳鸣，腰酸等为辨证要点，治疗以左归丸（山药、熟地黄、山茱萸、枸杞子、牛膝、菟丝子、鹿角胶、龟甲胶）去牛膝合二至丸为主。

（3）脾虚：主要以经血非时而下，血量或多或少，伴气短神疲，饮食欠佳等为辨证要点，治疗以固本止崩汤（人参、黄芪、白术、熟地黄、当归、黑姜）去当归，加升麻、山药、海螵蛸为主。笔者加龙骨、牡蛎、山茱萸、藕节等收敛止血药。

（4）血瘀：主要以经血非时而下，量多少不等，行血不畅，色黑有血块，伴小腹胀痛，脉涩为辨证要点，治疗以四物汤（当归、川芎、白芍、熟地黄）合失笑散（五灵脂、蒲黄），加三七、茜草炭、海螵蛸为主。此型辨证是关键，因为同样是阴道出血，到底有没有瘀血，并不是单单看是不是有血块而定，血热、血寒或者出血时间稍长都有可能出现血块，要想完全区分开来这是有一定难度的。辨证不准确就会妄下攻瘀之品，不但治不了病可能还会犯虚虚实实之戒，甚至容易造成大出血等后果。中药里有几种止血而不留瘀的药物，如三七、蒲黄、龙血竭等。

11. 经行乳房胀痛　每于行经前或者正值经期、经后，出现乳房作胀或乳头胀痒疼痛，甚至不能触衣者，称为经行乳房胀痛。主要由肝气郁结和肝肾阴虚引起。肝气郁结的主要以经前乳房胀痛，伴胸闷胁胀，时叹息为辨证要点，治疗以柴胡疏肝散（柴胡、枳壳、炙甘草、白芍、川芎、香附、陈皮）加茯苓为主。笔者加佛手、牡蛎、鹿含草、牛蒡子等疏肝散结的药物。这类患者病情一般较重，疼痛性质多为胀痛，病史较短，治疗也容易些，就是好复发。肝肾阴虚引起的主要以经期或者经后乳房胀痛，伴腰膝酸软，烦躁易怒为辨证要点，治疗以一贯煎（沙参、麦冬、当归、生地黄、川楝子、枸杞子）为主。笔者加柴胡、荔枝核、路路通、皂角刺等疏肝通络的药物。这种类型的患者一般表现较轻，疼痛性质为隐隐作痛，病程较长，更易引发乳腺其他疾病。

12. 经行发热　每值经期或行经前后，出现以发热为主症者，称经行发热。病机有血热内盛、肝肾阴虚、气血虚弱、瘀热壅阻。

（1）血热内盛：主要以经前或经期发热，伴心烦口干，尿黄便结为辨证要点，治疗以清经散（牡丹皮、地骨皮、白芍、熟地黄、青蒿、茯苓、黄柏）加益母草为主。笔者加金银花、栀子、薄荷等清热药物。此类患者多伴有月经先期或经量过多，治疗较易，只要每次月经之前服用一些清热调经的药物，两三个周期即可治愈。

（2）肝肾阴虚：主要以经期或经后，发生潮热，伴烦躁少寐，舌红而干为辨证要点，治疗以两地汤（生地黄、地骨皮、玄参、麦冬、白芍、阿胶）为主。笔者加牡蛎、百合、银柴胡、甘草、红景天等滋阴清热的药物。该类患者除了月经期间发热外，平时也经常潮热多汗，不要拘泥于月经期间，治疗时除了按照经期用药外，也要注意平时的调节。

（3）气血虚弱：主要以经行或经后发热，伴形寒自汗，神疲短气等为辨证要点，治疗以补中益气汤（人参、黄芪、甘草、当归、陈皮、升麻、柴胡、白术）为主。笔者加桂枝、黄芩、白芍等调理营卫之气的药物。此类患者平时也会有发热的症状，不仅仅表现在月经期间，要注意平时身体的调整。

（4）瘀热壅阻：主要以经前或经期发热，伴经血紫黯有块为辨证要点，治疗以血府逐瘀汤（生地黄、桃仁、红花、赤芍、枳壳、甘草、牛膝、柴胡、桔梗、当归、川芎）加牡丹皮为主。此类患者虽有发热但热度不高，随着月经的来临而发热渐退。

13. 经行头痛　每逢经期或行经前后，出现以头痛为主症者，称为经行头痛。病机有血虚、肝火、血瘀。血虚引起的主要以经期或经后头痛，伴心悸，神疲等为辨证要点，治疗以八珍汤（当归、川芎、白芍、熟地黄、人参、白术、茯苓、炙甘草）加枸杞子、何首乌为主。临床中此类患者一般伴有神经衰弱的表现和特征，笔者在治疗时还要加黄芪、远志、白芷、细辛等养心安神，通络止痛的药物。肝火引起的主要以经行头痛，伴烦躁易怒，头晕目眩为辨证要点，治疗以杞菊地黄丸（熟地黄、山茱萸、山药、泽泻、牡丹皮、茯苓、枸杞子、菊花）加苦丁茶、夏枯草、白蒺藜为主。该型临床所见较多，治疗时还要加一些石决明、草决明、天麻、钩藤等平肝降逆的药物。血瘀引起的主要以每逢经前、经期头痛剧烈，伴月经有血块，小腹疼痛拒按等为辨证要点，治疗以通窍活血汤（赤芍、川芎、桃仁、红花、生姜、大枣）为主。笔者加白蒺藜、全蝎、怀牛膝、蔓荆子、细辛、白芷等活血通络止痛的药物。

14. 经行身痛　每逢行经前后或正值经期，出现以身体疼痛为主症的，称为经行身痛。病机有血虚和血瘀两种。血虚引起的主要以经行时肢体疼痛，伴月经量少，色淡质薄为辨证要点，治疗以当归补血汤（黄芪、当归）加白芍、鸡血藤、山茱萸为主。笔者加桂枝、白术、薏苡仁、羌活等祛湿止痛的药物。血瘀引起的主要以经行时腰膝关节疼痛，伴得热痛减，遇寒痛甚，经行不畅为辨证要点，治疗以趁痛散（当归、黄芪、白术、炙甘草、肉桂、独活、牛膝、薤白、生姜）加鸡血藤、桑寄生为主。笔者加川芎、五灵脂、附子等活血止痛药物。

15. 经行泄泻　每值行经前后或经期，大便溏薄，甚至清稀如水，日解数次者，称为经行腹泻。病机有脾虚和肾虚。脾虚引起的主要以行经前后大便稀溏，伴腹胀神疲为辨证要点，治疗以参苓白术散（人参、白术、白扁豆、茯苓、甘草、山药、莲子、桔梗、薏苡仁、砂仁）为主。肾虚引起的主要以经行泄泻，伴腰膝酸软，畏寒肢冷为辨证要点，治疗以健固汤（党参、白术、茯苓、薏苡仁、巴戟天）合四神丸（补骨脂、吴茱萸、肉豆蔻、五味子）为主。笔者加椿皮、五倍子、山药等涩肠止泻药物。

16. 经行吐衄　每逢行经前后或正值经期，出现有规律的吐血或衄血者，称为经行吐衄。病机有肝经郁火和肺肾阴虚。肝经郁火引起的主要以经前或经期吐血、衄血，量较多，伴头晕口苦，尿黄便结为辨证要点，治疗以清肝引经汤（当归、白芍、生地黄、牡丹皮、栀子、黄芩、川楝子、茜草、牛膝、白茅根、甘草）为主。笔者加仙鹤草、荷叶等收涩止血药物。肺肾阴虚引起的主要以经行吐血、衄血，伴头晕耳鸣，手足心热，咽干潮热等为辨证要点，治疗以顺经汤（当归、熟地黄、沙参、白芍、茯苓、荆芥、牡丹皮）加牛膝为主。笔者加白薇、墨旱莲、海螵蛸、棕榈炭等凉血止血药物。

17. 经行口糜　每值临经或经行时，口舌糜烂，每月如期反复发作者，称为经行口糜。病机阴虚火旺、胃热熏蒸。阴虚火旺引起的主要以经期口舌糜烂，伴口燥咽干，五心烦热等为辨证要点，治疗以知柏地黄汤（熟地黄、山药、山茱萸、泽泻、茯苓、牡丹皮、知母、黄柏）为主。笔者加白僵蚕、当归、细辛等药物。胃热熏蒸引起的主要以经行口舌生疮，伴尿黄便结为辨证要点，治疗以凉膈散（大黄、芒硝、甘草、栀子、薄荷、黄芩、连翘、竹叶）为主。笔者认为该药方较寒，月经期间是女子身体虚弱之时，如此大寒之药必会影响月经的常态，造成月经病。临床时以导赤散（生地黄、木通、甘草、竹叶）加胡黄连、当归、白芷、金银花、白僵蚕、木蝴蝶为宜。

18. 经行风疹块　每值临经时或行经期间，周身皮肤突起红疹，或起风团，瘙痒异常，经净渐退者，称为经行风疹块。病机有血虚和风热。血虚引起的主要以行经期间风疹频发，伴肌肤粗糙，面色不华为辨证要点，治疗以当归饮子（当归、川芎、白芍、生地黄、防风、荆芥、黄芪、甘草、蒺藜、何首乌）为主。笔者加乌梢蛇、白术、熟地黄等养血祛风的药物。风热引起的主要以经行风疹，伴感风遇热症状加重为辨证要点，治疗以消风散（荆芥、防风、当归、生地黄、苦参、苍术、蝉蜕、木通、胡麻仁、知母、石膏、甘草、牛蒡子）为主。笔者加蒺藜、草薢、乌梢蛇等除风止痒的药物。

19. 经行眩晕　每逢经行前后，或正值经期，出现头目眩晕，视物昏花，并伴随月经周期发作者，称为经行眩晕。病机有血虚、阴虚阳亢、脾虚挟痰。血虚引起的主要以行经期间眩晕，伴面色萎黄，心悸少寐为辨证要点，治疗以归脾汤（人参、白术、黄芪、龙眼肉、茯神、当归、远志、枣仁、木香、炙甘草、生姜、大枣）加枸杞子、制何首乌为主。阴虚阳亢引起的主要以经行眩晕，伴烦躁易怒，咽干耳鸣为辨证要点，治疗以天麻钩藤饮（天麻、钩藤、栀子、黄芩、杜仲、石决明、牛膝、益母草、桑寄生、首乌藤、茯神）为主。笔者加草决明、珍珠母、赭石等潜阳降逆的药物。脾虚挟痰引起的主要以经行眩晕，伴胸闷泛恶为辨证要点，治疗以半夏白术天麻汤（半夏、白术、天麻、陈皮、茯苓、炙甘草、蔓荆子、生姜、大枣）为主。笔者加钩藤、苍术、胆南星、石菖蒲等开窍醒神，祛风除湿的药物。经行眩晕的患者临床并不多见，很少有因单纯性的经行眩晕来就诊的，一般都是平时也晕的患者。如果临床时见到了这样患者，不可专门按经行眩晕来治疗，一定要看看患者是否平时也有眩晕的症状，再详细诊治。

20. 经行浮肿　每逢经行前后，或正值经期，头面四肢浮肿者，称为经行浮肿。病机有脾肾阳虚、气滞血瘀。脾肾阳虚引起的主要以经行浮肿，伴腹胀纳减，腰膝酸软为辨证要点，治疗以苓桂术甘汤（茯苓、白术、桂枝、甘草）加补骨脂、川芎、巴戟天为主。笔者加黄芪、防风、附子、泽泻、益母草等温阳利水的药物。气滞血瘀引起的主要以经行水肿，伴胸闷胁胀，善太息为辨证要点，治疗以八物汤（当归、川芎、白芍、熟地黄、延胡索、川楝子、木香、槟榔）加泽兰、茯苓皮为主。

21. 经行情志异常　每值行经前后，或正值经期，出现烦躁易怒，悲伤啼哭，或情志抑郁，喃喃自语，彻夜不眠等症者，称为经行情志异常。主要因肝气郁结、痰火上扰引起。因肝气郁结引起的主要以精神抑郁不乐，伴胸闷胁胀，情绪不宁为辨证要点，治疗以逍遥散（当归、白芍、柴胡、茯苓、白术、甘草、薄荷、生姜）为主。笔者加百合、合欢花、陈皮、五味子、佛手等疏肝解郁的药物。痰火上扰引起的主要以狂躁不安，头痛失眠，伴面红目赤，心胸烦闷等为辨证要点，治疗以生铁落饮（天冬、麦冬、贝母、胆南星、橘红、远志、连翘、茯苓、茯神、玄参、钩藤、丹参、朱砂、石菖蒲、生铁落）为主。笔者加龙骨、牡蛎、赭石等重镇降逆等药物。

22. 绝经前后诸症　部分妇女在绝经期前后，出现一些与绝经有关的证候，如眩晕耳鸣，烘热汗出，心悸失眠，烦躁易怒，潮热，或面目下肢浮肿，纳呆，便溏；或月经紊乱，情志不宁等，称为绝经前后诸症。主要有肾阴虚和肾阳虚引起。由肾阴虚引起的主要以头目晕眩耳鸣，烘热汗出，月经紊乱，年龄在50岁左右，为辨证要点，治疗以左归饮（熟地黄、山药、枸杞子、山茱萸、茯苓、炙甘草）加制何首乌、龟甲为主。笔者加百合、小麦、青蒿、地骨皮、白芍、红景天等滋阴清虚热的药物。肾阳虚引起的主要以面色晦暗，精神萎靡，形寒肢冷，夜尿频多，月经紊乱，年龄在50岁左右为辨证要点，治疗以右归丸（熟地黄、山茱萸、枸杞子、附子、肉桂、干姜、鹿角胶、杜仲、菟丝子）合理中丸（党参、白术、干姜、炙甘草）为主。

23. 带下病　带下量明显增多，色、质、臭气异常，或伴全身或局部症状者，称为带下病。病机与脾虚、肾虚、湿热有关。正常带下是肾气充盛，脾气健运，由任脉带脉所约束而润泽于阴户的一种无色、质黏、无臭的阴液。女人生而有之，但是因为脾虚、肾虚、湿热等原因而为异常带下，就是病态。因脾虚引起的主要以带下色白，无臭气，伴面色萎黄，精神疲倦等为辨证要点，治疗以完带汤（白术、山药、人参、白芍、苍术、甘草、陈皮、黑芥穗、柴胡、车前子）。笔者加海螵蛸、白芷、黄芪、芡实等健脾祛湿止带药物。肾阳虚引起的主要以白带清冷，质稀，伴小腹冷痛，腰膝酸软为辨证要点，治疗以内补丸（鹿茸、菟丝子、潼蒺藜、黄芪、桑螵蛸、肉苁蓉、附子、紫菀茸、白蒺藜）为主。笔者加干姜、白芷、金樱子、山茱萸等温阳补肾，收涩止带的药物。肾阴虚引起的主要以带下赤白，阴部灼热，伴五心烦热，失眠多梦为辨证要点，治疗以知柏地黄丸（知母、黄柏、茯苓、熟地黄、山药、山茱萸、泽

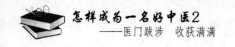

泻、牡丹皮）加芡实、金樱子为主。湿热引起的主要以带下量多，色黄质黏，伴胸闷纳差，小便黄赤为主要辨证要点，治疗以止带方（猪苓、茯苓、车前子、泽泻、茵陈、赤芍、牡丹皮、黄柏、栀子、牛膝）为主。湿热带下一般和妇科炎症有很大关系，如子宫内膜炎、宫颈炎、附件炎等。治疗药物有金刚藤、妇炎康、宫炎平等。外用药效果好一些的有康妇特、消糜栓等。严重的可以静脉滴注一些抗生素。笔者加白术、苍术、金银花等清热化湿的药物。热毒引起的主要以带下量多，赤白相兼，或五色杂下，质黏臭气重，小便黄，大便干为辨证要点，治疗以五味消毒饮（蒲公英、金银花、野菊花、紫花地丁、天葵子）加白花蛇舌草、白术等。笔者加连翘、黄柏、赤芍、紫草、天花粉、苦参、半边莲、半枝莲等解热祛毒和人参、黄芪、女贞子等扶正气的药物。

附录A 北京学术交流的收获

该篇介绍笔者最近一次的学术交流会议的收获，介绍给大家。

2015年1月20日，到北京参加了中华医学会的学术交流，虽然规模不大，确实学习了一些新鲜的知识和理论。在此向大家介绍一下当时的情形和大家共同学习。第1天就由北京空军总院的宿明良老师给我们讲解了"三部六病九治法"的理论和研究动态，使我感触很多。听完宿老师的演讲后，笔者认为这是正统的中医理论创新和发展，他能把中医的玄奥简要地分析，确切地运用，让我们更加清晰明了地认识古代中医的辨证思维，尤其是以前我们总认为是迷信的太极、八卦和深奥的数字变化等内容，经过宿老师的讲解，我们也重新认识了这些精奥的理论。但是，也认识到这个理论同样具有它的局限性。它只是对于中医养生、保健等方面有一定的实用性，对于一般疾病的治疗偏于保守，能确保安全有效，而对于较重或者危急疾病的治疗则有明显的不足。虽然这里面提到了很多疾病的治疗方法，但是涵盖面还是有限的。相对于火神派的用药，力量稍有逊色。但是对一般性的疾病就有非常稳妥的或者是行之有效的一面。

宿老师说一个医生水平的高低是由病人来评价的，同时，你的医术是要在自己身上或者你自己亲人的身上试验或者是验证，不要只是在病人身上做试验。只有在自己身上或亲人身上用药你才会一万分小心，才会意识到药物会有什么样的伤害，你才会既小心又大胆地使用你的医学理论。这是多么崇高的境界啊！临床中的医生会让很多很多的患者重新有了新的生命和健康的体魄，这固然是大家都愿意看到的结果。可是又有多少治不好的病，带给我们的万种无奈，这个时候又能有多少患者选择愿意死在你的手里？宿老师很崇拜他的授业恩师——全国首批500个名老中医之一刘绍武老师。刘绍武老师是一辈子没找别人看过病，一辈子没去过医院。有病了就是自己研究自己配方治疗，最后在98岁时，在海南的海滨晒着太阳，无疾而终。刘老曾经说过，学术是古往今来人类智慧的结晶，无古今，无中外，无尔我，以是者为是，以非者为非，永远以先进代替落后。

三部六病九治法，是刘老中医理论的高度概括和经验总结，是他从医80年的智慧结晶。治学必源流探究，传承不泥古，学张仲景立三部六病之说，求经世之用，创特色学术，做人以济世为本，发扬不离宗，遵伤寒定三纲六要之论，尽赤子之心，成一代宗师。这的确是对刘老的最好的评价。

其中，三部指表、中、里三部，是指病位而言。表就是指外部；中，就是指半表半里的位置；里，就是指内部。六病，指太阳病、少阳病、阳明病、厥阴病、少阴病、太阴病而言。九治法，指葛根麻黄汤、黄芩柴胡汤、大黄芒硝汤、葛根汤、小柴胡汤、生姜泻心汤、当归桂枝汤、人参附子汤、苍术干姜汤。

三部六病九治法选药四优原则：疗效要高，治疗全面，无不良反应，利于久服。这就从思想上达到了一切为患者着想的境界。从无不良反应和利于久服这两点来看，这就体现了这些方剂是一个保守的、安全的处方理念。择药如择食，就是说，米有几十种，哪一种米是最好的呢？经过千百年来人们的选择，只有大米才是最好的，既适合口味，营养又均等，就是吃上一辈子也没事。有人说小米或者紫米好，如果是简单地吃上一段时间还是可以的，如果长时间吃，就不行了。还有的人说，我就爱吃小米，大米我不爱吃，这只能是个别，不能代表多数人的意愿。再就是，面粉也有很多种，但是只有小麦粉适合人们长期吃，有人又要问了，我感觉黄豆粉比小麦粉好吃，这只能短期内吃，如果长期吃，就会水肿。这就是四优选择的比喻。

组方原则：寒热并用，补泻并用，升降并用，收散并用。

四治法则：正治法则，反治法则，奇治法则，妙治法则。

正治：寒者热之，热者寒之，虚者补之，实者泻之。这些治法都是所有医生所必须要具备的基本技能，这里就不必赘述。

反治：寒因寒用（雪上加霜），热因热用（火上浇油），塞因塞用（锦上添花），通因通用（落井下石）。下面给大家介绍一下反治法的病例。

寒因寒用　就是"雪上加霜"，说的是"文革"期间，刘尚武老师给一位休克病人治病的经过。当时是冬天，患者不知什么原因突然晕倒在冰冷的水泥地上，已经有一段时间了，脉搏基本摸不到，四肢厥逆，一般人都认为是阳脱病危。刘老师这时用手指放在患者的鼻孔处，久久不离开，在场的其他人十分着急，当时又没有什么药可用，你倒是说个话呀？可又没有办法，又过了一会儿，刘老师说："你们到外面去攥几个雪团来，越多越好。"这真是让人莫名其妙，患者还在那么凉的地上躺着，脉搏也没了，四肢又逆冷，现在还要用雪团治病，这不是要命吗？那有什么办法呢？谁让人家是医生呢。这时早有人攥了十几个雪团，递到了刘老师手里。刘老师就把雪团放在了患者的口旁，待雪团融化成雪水，顺着患者的口腔流到胃里。就这样一直到第七个雪团融化一半时，患者突然睁开双目，骨碌一下从地上跃起，诧异地问旁边的人怎么了这是？大家当时是又惊又喜，纷纷称赞刘老师的神奇！刘老师说，现在赶紧给他量一下体温，结果是将近40℃！这就好办了，用清热解毒的办法就行了，这谁都会用。关键是以前的辨证，这才体现出一个大医所具备的能力！原来刘老师看到患者虽然厥逆晕倒，但是鼻孔喘出来的气是烫手的。即使这样，刘老师也是经过深思熟虑才判断患者的病情是真热假寒症。从体内发出的气虽然是热气，也要考虑是体内真正有热还是虚阳外越的假象，这也要明确判断的。万一是虚阳外越，那从鼻孔中喘出来的热气，就不会时间太久，因为虚阳出窍后只是一时发热，过一会儿就会没有了，或者会伴发大汗淋漓等亡阳的表现。可见刘老师是非常审慎的，并且是明察秋毫的，能从一点总揽全局，这就是大智慧。

热因热用　也就是"火上浇油"，这个病例就像清末光绪年间，成都府知府朱大人的夫人患吐血病，已经一年多，医药无效，成都府属16个州、县，纷纷推荐当地名医来为夫人治病。他们或认为夫人的病是血热妄行；或认为是阴虚火旺，逼血外溢。百般无奈，经人推荐，请名医郑钦安来府诊视。因为属于血症，医家皆以火热立论，郑钦安就给她来了一个火上浇油，处方：制附片四两，炮干姜四两，炙甘草二两。朱知府看方后竟瞠目结舌，药物俱是辛热大热之品且量大超常，哪能治此等吐血重症，孰料，药后，病人自觉周身凉爽，胸口舒畅，吐血竟然止住，而且吃了两小碗稀饭。病人坦途，由此而愈。此方干姜附了都是大辛大热之药，而当时都有血症不可用热药的规矩，这也是医生的高明之处啊。

塞因塞用　也就是"锦上添花"，平时临床中很多医生都会使用这个方法治病的。你比如说虚证便秘，本来便秘是需要用通法治疗，这时就要用补法治疗。还比如说肾虚引起的尿潴留或排尿不畅，正治法都要用利尿的方法治疗，而这时用利尿的方法是不可能治愈的，要用温补肾气的方法治疗，才能收到良好的治疗效果。还有临床中痞症，虽然表现为胃脘部堵塞感，但是却由于脾虚不能运化所致，也就说这是一个虚证，治疗不能见堵塞就去通瘀，应该补气健脾，使脾胃健壮气机得通，痞塞自开，这就是塞因塞用。

通因通用　也就是"落井下石"，就是说疾病性质本身属于通降的，按照正治法的原则治疗应该以补益为主，可是有的疾病却不能用补法，而要用下法治疗，这就是通因通用。下面这个例子就是"通因通用"的典型。那时有个北京军区司令员的妻子得了严重的胃下垂，遍请名医，就是治不好。已经好多年了，因为胃下垂吃不下饭，吃了饭也消化不了，结果就是瘦得只剩下皮包骨了，体重只有70斤。连走路都成负担了。找到刘老师，诊断完后说，这种病只能用桃核承气汤治疗。

处方：桃仁30g，桂枝10g，大黄10g，芒硝6g，陈皮30g，白芍30g，柴胡10g，党参30g，大枣30g，川椒6g，半夏10g，黄芩15g，紫苏子30g，水煎服。大家都知道，这个桃核承气汤是一个攻下的药方！不要说胃下垂，就是普通人服下后也会大泻不止。这病人本来身体就弱不禁风，还有胃下垂，现在又要用泻下的方法，这不是要命吗？刘老师书方后走人。据说，吃完药第一天，腹泻31次，基本就是不能起床了，趴炕上了。本来身体就弱，再这么一折腾，不得要命啊？这还行，赶紧打个电话问问。刘老师一听就说："没事儿，接着吃吧，泻就泻吧，过几天就好了。"司令员也没有别的办法了，人家医生自然有自己的用药道理，后来用药后，腹泻的次数逐渐减少，又用药几个月后，胃下垂好了，不难受了，也特别能吃，体重达到了110多斤，虽然用药属于落井下石，但是这么严重的病确实好了！

奇治法则（时间疗法）

升以制寒（冰封千里），降以制热（秋风落叶），聚以制虚（授人以渔），散以制实（玩物丧志）。

妙治法则（空间疗法）

治寒远寒（北病南治），治热远热（南病北治），治实远实（东富西调），治虚远虚（西贫东移）。

治寒远寒：就是所说的（北病南治），例如在北方一个患有肺病的人，久治难愈，这时如果让患者到南方居住，有很多病人就会不治而愈。通过当地温热的气候就能使他肺内寒湿之邪逐步消失而病愈。

治热远热：就是所说的（南病北治），例如在南方温热潮湿的环境，很容易得一些肠胃方面的疾病，如果让他远离这个环境，到气候较干燥的北方居住，那么他的疾病很有可能就会不治而愈。

治实远实：就是所谓的（东富西调），就像东方的富甲，如果把他弄到偏远的大西北，他的财富也会失去魅力。比如说，患者有大实之证，天天让他过些清苦的日子，让他天天跑步，锻炼，吃一些清淡的食物，他的实证也会渐渐消磨掉。

治虚远虚：就是所讲的（西贫东移），家居西北，家庭经济拮据，日子过得捉襟见肘，要是把他送到东南沿海地区，就会很快富裕起来。比如说患有虚损的病人，让他天天能吃到大补的食物，身体就会慢慢地强壮起来。说到这里，我想到了在卫校学习时，有两个非常瘦削的夫妻，在学校门口开了一家羊汤馆，一年以后，两个人都成了减肥的重点人物。这些观点也被人们戏称为"候鸟养生。"

当然这个三部六病九治法是一个严谨庞大的理论体系，我在这里也一点半点说不明白，希望大家有时间了可以在网上找一找这个理论的渊源，或者购买几本体现该学术思想的书籍学习。

宿明良老师又给大家讲了一个很有趣的实事儿。就是说前些年时有个张家口的老医生，国家刚刚恢复招考研究生的时候，这个老医生已经62岁的高龄了。我们国家有一个相当出名的导师——岳美中，出了一道简单而寓意深刻的题目。四物汤的方解，这个老医生只是简单地写道：熟地是春天，川芎是夏天，赤芍是秋天，当归是冬天。岳老师一看那是喜笑颜开，就说："行了，这位同学，以下的题你就不用做了，你已经被录取了！"答题不用写得那么多，那么具体，只要切中主题就行了。

就是这位老同志，有一天宿老师和他一起遛弯，突然遇到一位认识宿老师的朋友，大声叫一下："宿明良！"然后，宿老师和他寒暄一阵各自走开。这位老同志就说了："刚才那位是你同学？""是啊。"宿老师应道。"这个人有肺病！"老同志肯定地说。宿老师问道："你怎么知道他有肺病呢？"老同志道："从刚才他喊你那一声，就能听出来，这个声音不对，肺气明显受阻，不是肺内所发出的正常声音。"等过些时日，宿老师再次遇见这位同学时，玩笑似的把这件事告诉了他。为了印证老医生说的话是否正确，当时就在医院里拍了个X线片。结果是有肺纤维化！你说这老头是不是真的有一套呢？

下面还有一个宿老师讲的关于这个老前辈的故事，也很让我们佩服他的学识。在一年初夏，宿老师在这位老同志家里午休，这时外面传来了两声敲门的声音。两个人都要去开门，宿老师一把拦住这位老同志说："好了，你别去了，你猜猜这位来干啥来了。猜对了我就服你。"可能当时也是开玩笑。老前辈稍加思索，就说道："你别出去，问问他是不是借锄头来的。"宿老师也是一个很有情商的爽快人，把门开了一个缝，正好把头探出去，笑嘻嘻地问："哎，你大中午的来干啥来了？"对方就说了："我想借一下你们的锄头。"这下可把宿老师弄懵了，打发走借锄之人，关上门就问："你怎么知道他就是

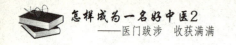
来借锄头的呢？"是啊！这老头也没出去啊。听完老前辈解释后，才真正地让宿老师吃了一惊！老头分析说："这人的敲门声就告诉我了，第一声十净清脆，时间短，这是商音，应该是金属的东西。后面这声沉闷而时间长，这是角音，代表木，而且很长的木，这就是有把的东西。说明他来借的是一个前面是金属，后面有木把的，现在正是除草的季节，当然要考虑是来借锄头的。"老头接着说："意在言外，言由心发，他来干啥来了，不用说话，他的动作就告诉了我，他的动机。"这也太牛了，就从简单的敲门声就能分析得这么深刻，实在是高人啊！

附录B 一个关于治疗类风湿关节炎的传说

　　这是在我刚刚参加工作的时候听到的真实的医疗故事，对我在临床中治疗类风湿关节炎提供了又一个思路。这是在20世纪70年代的事，当时我县黑山口村有一个小孩儿，年纪5岁，由于得了类风湿关节炎，就是很严重的那种，关节变形很厉害，四肢功能几乎丧失以至于不能行走。日常生活都靠家人伺候，那时大人们都要到生产队干活，家里没人照顾时就只好由他的母亲把他放在背篓里去生产队做活。天气热时，孩子的母亲就把他放在树荫下，因为他不能往外爬。也不耽误母亲做活，等到过一会儿树荫偏离了，就再挪到树荫下，同村的乡亲们谁看见了也帮忙把篓子给挪一挪。恰好有一天，有个老兽医路过，看见这个孩子很可怜，就对跟前的老乡说："这是谁家的孩子？我有一个方子能治这孩子的病。"老乡急忙把孩子的母亲给叫过来，老兽医说："这孩子的病我能治，你要是有兴趣，就到三家村去找我。我是个兽医，家里有治这个病的方子。""那能治到什么程度呢？"孩子的母亲问道。老兽医说道："这需要3剂药，第一剂孩子用完了，能自己从这个篓子里爬出来。第二剂用完了，孩子自己可以走路，但是能看出是个跛脚。第三剂服完，孩子的病就好了。并且我也不会和你要很多钱。"听到这里，孩子的母亲那是非常激动，千恩万谢。第二天就去了老兽医的家里，别说多么神奇，反正孩子用完第一剂药，确实能自己从篓子里面爬出来了。会爬了！然后就用第二剂药，用完后孩子就是可以自己走路，只是腿脚有些跛。一家人是多么高兴啊！兴高采烈地去老兽医家，还带了一些礼品。那时家庭都很穷，所谓的礼品也就是平时积攒下来的农产品。到村头时看见一伙送丧的队伍，一打听，才知道就是那个老兽医因病去世了！所以，这个孩子的病就只能这样了，后来能自力更生，做了小买卖，养家度日。之后又有一位邻村的女孩也得了同样的病，服用这个方子也好到这个程度。家里人一直保留着这个救命的药方。直到那年有病遇到了我，说起这个事，我是十分好奇，告诉患者回家一定要找到这个方子，好好研究一下。令人遗憾的是，再也没有找到这个方子，又到第二个患者家苦苦寻找，终也无果，

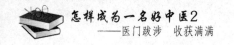

而且这位老兽医也没有把这么好的东西留给后人，令人惋惜之至！后来，那个患者和我说，药是这样用的，找一个瓷坛，把药装进去，放上好白酒浸泡，漫过药材一横指，再放到锅里蒸，瓷坛的口上放一个碟子，碟子里放一些小米，盖上锅，加火。直到把小米蒸熟，就到火候了。一日一次口服，一次2酒盅这样一剂药可以喝一个月。当时孩子小又不能喝酒，所以一剂药就喝了将近2个月。后来我自己按照这个方法把治疗中风历节的桂枝芍药知母汤也用白酒蒸成，用于临床治疗类风湿关节炎虽有疗效，但不尽如人意。